# 非医疗卫生机构
## 伦理委员会制度
## 与操作规程

周吉银　主编

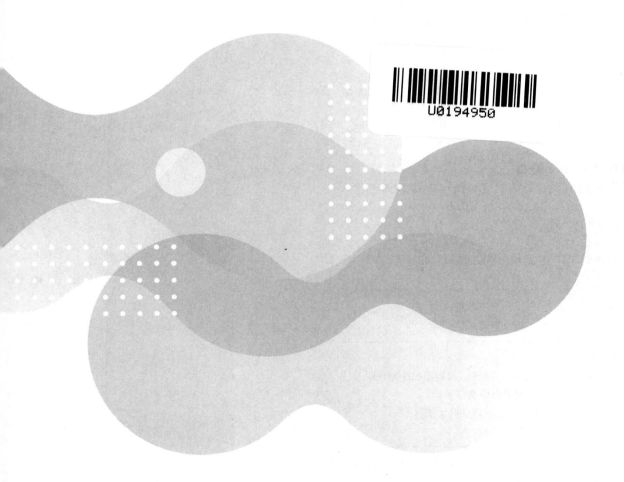

化学工业出版社
·北京·

## 内容简介

为进一步满足高等院校、科研院所、企业这些非医疗卫生机构组建和规范管理伦理委员会（也称伦理审查委员会）的需求，本书依据最新的涉及人类研究参与者的研究伦理相关的法律、法规、政策和指南的要求编写。全书分为三部分：管理和指南，标准操作规程，附件表格。管理分为伦理委员会章程，研究利益冲突政策，岗位职责和审查会议规则；指南有伦理审查送审指南和委托伦理审查指南。标准操作规程包括标准操作规程的制定，伦理委员会成员的培训，伦理审查的程序，伦理审查的类别，伦理监督，委托伦理审查和伦理委员会办公室管理七个方面的内容。附件表格提供了列表，组织管理，伦理委员会的管理，送审，受理，审查和咨询工作表，审查，监督检查等各种操作记录的表单，以及术语表和参考文献等附件。

本书可为高等院校、科研院所、企业组建伦理委员会和规范伦理委员会的管理，提高伦理审查能力，提供切实可行的参考和指导，也可供医疗卫生机构的伦理委员会参考。

**图书在版编目（CIP）数据**

非医疗卫生机构伦理委员会制度与操作规程／周吉银主编. -- 北京：化学工业出版社，2024. 10.
ISBN 978-7-122-46236-7

Ⅰ. R-052

中国国家版本馆 CIP 数据核字第 2024MX0423 号

---

责任编辑：邱飞婵　　　　　　文字编辑：李　平
责任校对：宋　玮　　　　　　装帧设计：关　飞

---

出版发行：化学工业出版社
　　　　　（北京市东城区青年湖南街 13 号　邮政编码 100011)
印　　　装：大厂回族自治县聚鑫印刷有限责任公司
880mm×1230mm　1/16　印张 13½　字数 380 千字
2025 年 1 月北京第 1 版第 1 次印刷

---

购书咨询：010-64518888　　　　　售后服务：010-64518899
网　　址：http://www.cip.com.cn
凡购买本书，如有缺损质量问题，本社销售中心负责调换。

---

定　　价：98.00 元

# 编写人员名单

**主　编**
　　周吉银

**副主编**
　　訾明杰　杨梦婕

**编　者**（按姓氏汉语拼音排序）
　　白　楠（中国人民解放军总医院）
　　吉鹏程（西安交通大学医学部）
　　蒋　辉（福建医科大学附属漳州市医院）
　　康　辉（华大生命科学研究院）
　　李红英（苏州大学附属第一医院）
　　李晓彦（广州中医药大学第二附属医院）
　　刘　璐（陆军军医大学第二附属医院）
　　陆　麒（上海交通大学医学院附属仁济医院）
　　年宏蕾（首都医科大学附属北京世纪坛医院）
　　马喜桃（成都中医药大学附属医院）
　　杨梦婕（复旦大学附属中山医院）
　　杨　阳（大连医科大学）
　　张海洪（北京大学医学部）
　　赵励彦（北京大学医学部）
　　周吉银（陆军军医大学第二附属医院）
　　周维佳（四川省肿瘤医院）
　　訾明杰（中国中医科学院西苑医院）

# 前言

2022 年 3 月，中共中央办公厅、国务院办公厅印发《关于加强科技伦理治理的意见》，标志着我国科技伦理治理有了根本性的纲领文件。《中华人民共和国科学技术进步法》（2021 版）规定，科学技术研究开发机构、高等院校、企业等应当按照国家有关规定建立健全科技伦理审查机制，对科学技术活动开展科技伦理审查。随着我国科技创新投入的持续加大和生物技术的发展，高等院校、科研院所和企业也越来越多地开展涉及人类研究参与者的研究。《科技伦理审查办法（试行）》和《涉及人的生命科学和医学研究伦理审查办法》为我国高等院校、科研院所和企业等非医疗卫生机构提供了伦理审查制度，也提出了具体要求，并明确了监管的部门分工。

相对于医疗卫生机构伦理委员会的长期建设，非医疗卫生机构伦理委员会建设还处于不断探索中。在此背景下，我们依据涉及人类研究参与者的研究伦理相关的法律、法规、规章制度和伦理准则的要求，结合多家非医疗卫生机构伦理委员会的实际运作和流程管理的经验，编写了《非医疗卫生机构伦理委员会制度与操作规程》，为伦理委员会制定管理制度和操作规程提供了模板和参考。

希望本书能够为我国开展涉及人类研究参与者的研究的高等院校、科研院所、企业落实科技伦理治理，组建伦理委员会和规范其管理，提高伦理审查能力，提供切实可行的参考和指导。本书也可供医疗卫生机构的伦理委员会参考。同时需要说明的是，在标准操作规程中有关时限等一些细节的规定，各家非医疗卫生机构伦理委员会可根据各自具体情况而定，以管理和操作符合法规和指南，兼顾实际工作的可操作性为基本原则。

编者

2024 年 4 月

# 目录

# 第一部分

# 管理和指南

# 第一类　管理

## 伦理委员会章程

文件编号：IRB GL/01/1.0

### 第一章　总则

第一条　为保护人类研究参与者的权益和安全，规范伦理委员会的组织和运行，依据《世界医学大会赫尔辛基宣言》（世界医学大会 2013 年颁布）、《生物医学研究审查伦理委员会操作指南》（世界卫生组织 2011 年颁布）、《涉及人的健康相关研究国际伦理准则》（国际医学科学组织理事会与世界卫生组织 2016 年颁布）、《科技伦理审查办法（试行）》（科技部、教育部、工业和信息化部、农业农村部、国家卫生健康委、中国科学院、中国社科院、中国工程院、中国科协、中央军委科技委 2023 年颁布）、《涉及人的生命科学和医学研究伦理审查办法》（国家卫生健康委、教育部、科技部、国家中医药局 2023 年颁布）等国际伦理准则和我国相关法律法规、指导原则，制定本章程。

第二条　研究机构是伦理审查工作的管理主体，负责建立涉及人类研究参与者的研究的伦理委员会。伦理委员会应当遵循相关法律、法规、政策和指南及公认的伦理准则，开展涉及人类研究参与者的研究伦理审查工作，实现保护研究参与者权益和安全的目标。

第三条　研究机构负责伦理委员会的组建和换届，授予伦理委员会独立审查的权利，提供伦理委员会管理和运行所需的资源。

第四条　伦理委员会的宗旨是通过对涉及人类研究参与者的研究进行伦理审查，确保研究参与者的权益和安全得到保护，促进生命科学和医学研究达到科学和伦理的高标准，增强公众对研究的信任和支持。

### 第二章　伦理委员会的组织

第五条　组织架构：研究机构根据本机构需开展伦理审查的研究的性质和范围，构建伦理委员会的组织架构，设立伦理委员会并规定其审查范围，必要时设立为伦理委员会提供审查事务服务的办公室。如果伦理委员会有多个分会，可以按研究的专业类别、研究性质或其他管理部门认为必要的原因界定各分会的审查范围。同一研究的多次审查应当尽量在同一分会审查，从而确保研究全过程审查的连贯性。

第六条　委员会组成：审查涉及人类研究参与者的研究的伦理委员会，其委员类别应当包括与审查范围相适应的生命科学、医学、生命伦理学、法学等科学委员和非科学委员，非科学委员独立于研究机构（即不隶属研究机构且不是研究机构成员的直系亲属）；委员组成应当平衡性别。伦理委员会设主任委员 1 名，副主任委员若干，委员总人数（含主任和副主任委员）不少于 7 人。少数民族地区应当考虑少数民族委员。审查范围着重于某一特定人群研究参与者的研究的伦理委员会，应当有熟悉此类人群特点或有与此类人群相关工作经验的委员。

研究机构的法人代表与研究管理部门的直接领导，不担任伦理委员会委员，也不参与伦理委员会办公室的日常管理，以避免机构利益冲突与相互竞争的研究业务发展利益对伦理审查过程的影响。

第七条　伦理委员会办公室：秘书或办公室主任主要负责伦理委员会的管理工作，定期邀请伦理专家对研究机构的研究者开展涉及人类研究参与者的研究的伦理培训等工作。

第八条　职责：对在研究机构内实施的涉及人类研究参与者的研究进行及时的咨询和独立、公正、公平的审查监管。审查范围涵盖以人为受试者或使用人（统称研究参与者）的生物样本、信息数据（包括健康记录、行为等）开展的研究活动。

第九条　权利：研究机构授予伦理委员会独立审查的职能和权利。伦理委员会的审查独立于被审查研究的主要研究者，并不受其他任何不当的影响。为确保伦理委员会的审查职能独立于研究机构的其他部门，研究机构授予伦理委员会以下权利：同意，必要的修改后同意，必要的修改后重审，不同意，暂停或终止已批准的研究。审查决定也可采用《科技伦理审查办法（试行）》中的"批准、修改后批准、修改后再审或不予批准等决定"，或采用《涉及人的生命科学和医学研究伦理审查办法》中的"批准、不批准、修改后批准、修改后再审、继续研究、暂停或终止研究的决定"。

独立审查权利的保证：研究机构研究管理的部门和领导可以按程序不批准、暂停或终止伦理委员会已经审查的研究，但是不得批准实施未经伦理审查同意的研究，也不得干扰伦理审查程序和决定。

第十条　行政资源：为确保伦理委员会正常开展工作，研究机构需提供以下资源保障。

1. 为伦理委员会提供独立的办公空间和必要的办公条件，有可利用的档案室和会议室，以满足其职能的需求。

2. 任命足够数量的委员并设立具备支持伦理委员会工作的职能部门，例如伦理委员会办公室，聘任相应数量的专职和/或兼职的秘书，必要时聘任办公室主任，以满足伦理委员会高质量伦理审查的人事需求。

3. 为委员、秘书和办公室主任提供充分的培训，使其能够胜任工作。

4. 伦理委员会的行政经费应当列入研究机构的年度财务预算。

5. 研究机构为伦理委员会办公室人员的职业发展提供有利的条件。

6. 研究机构通过委托伦理审查的协议，接受其他研究机构委托的伦理审查，应当确认伦理委员会具备与受委托伦理审查研究专业相一致的审查能力，有条件对受委托伦理审查研究进行初始审查和跟踪审查。

第十一条　质量管理：伦理委员会需接受研究机构主管部门对其工作质量的检查评估；接受独立的、外部的质量评估。伦理委员会对检查发现的问题采取相应的改进措施。

第十二条　监督管理：伦理委员会需接受研究机构主管部门（如教育部、科技部或其他行政主管部门）的监督管理，每年向研究机构报告年度伦理审查工作情况。对于伦理委员会违规批准的研究，研究机构主管部门有权要求伦理委员会重审或终止已批准的研究。

第十三条　备案：研究机构应当在伦理委员会设立之日起3个月内进行备案，并在国家医学研究登记备案信息系统上传信息。伦理委员会应当于每年3月31日前向备案机关提交上一年度伦理委员会工作报告。

研究机构应当在官网公开伦理委员会的组织信息：伦理委员会的组织架构、审查范围；委员的姓名、性别、职业、工作单位（非本研究机构委员应当有不是本机构任何成员直系亲属的说明）、在伦理委员会中的职务；伦理委员会的联系方式。主动接受研究者与公众的监督。

第十四条　委员

1. 委员候选人的形成：由研究机构采用公开招募结合有关各方推荐的方式，并征询本人意见，形成委员候选人名单。

2. 委员的任命：委员候选人名单经研究机构常务委员会审批后，以研究机构正式文件的方式任命，并颁发聘书。

3. 委员的职责：正式任命的委员任命前应当参加伦理审查程序和涉及人类研究参与者的研究的方案设计等方法学方面的培训，并定期参加培训；提交本人履历、资质证明文件，伦理审查等培训证书；签署利益冲突声明、保密承诺，并同意公开自己的姓名、职业和单位，公开参加伦理审查相关的交通、劳务等补偿；按时参加伦理委员会工作会议，积极参与伦理审查，为提升研究机构伦理审查和研究水平建言献策。

第十五条　主任委员和副主任委员

1. 主任委员和副主任委员由委员以选举方式产生。

2. 主任委员负责主持审查会议、审签会议记录、审签决定文件。主任委员因故不能履行职责时，可以委托副主任委员或委员履行主任委员的职责。

3. 主任委员与其他委员之间不是领导与被领导的关系。

第十六条　换届：伦理委员会委员任期不超过 5 年，可以连任。换届应当考虑审查能力的发展以及委员的专业类别。为保证工作的连续性，换届的生命科学和医学专业委员不高于二分之一。

第十七条　辞职：委员因健康、工作调离或其他个人原因不能继续履行委员的职责，应当书面申请辞去委员职务。

第十八条　免职：研究机构负责伦理委员会委员的免职事项。以下情况可以免去委员资格：因各种原因缺席年度半数以上审查会议的委员；因道德行为规范与委员职责相违背，不适合继续担任委员。免职由研究机构常务委员会讨论决定，同意免职的票数应当超过常务委员会全体组成人员的半数。免职决定以研究机构正式书面文件的方式发布。

第十九条　替换：因委员辞职或免职，可以启动委员替换程序。根据资格相当的原则招募或推荐候选的替换委员。替换委员由研究机构常务委员会讨论决定。当选的替换委员以研究机构正式书面文件的方式任命。

## 第三章　审查内容与程序

第二十条　审查方式：伦理委员会的审查方式有会议审查、简易审查和免除审查。会议审查是伦理委员会主要的审查方式，审查会议的安排应当保证审查的及时性。简易审查也称快速审查，目的是提高审查效率。免除审查的目的是减少研究者不必要的负担和提高审查效率。

第二十一条　主审和预审：伦理审查实行主审制，每个审查安排 2 名主审委员，主审委员应当填写审查工作表。审查会议实行预审制，委员应当在审查会议前预审送审研究。

第二十二条　应急的伦理审查：疫情暴发等突发公共事件紧急情况下的应急的伦理审查，可根据审查方式的标准选择免除审查、简易审查或会议审查，包括发生危及研究参与者生命安全的重大非预期问题应当及时安排应急的会议审查，在受理后 72 小时内开展伦理审查并出具审查决定文件，并不得降低伦理审查的要求和质量。对于适用专家复核程序的研究，专家复核时间一并计入应急的伦理审查时间。

第二十三条　法定人数：到会委员人数应当超过伦理委员会委员总数的半数为法定有效人数。到会委员应当包括生命科学、医学、生命伦理学、法学等科学委员、独立于研究机构之外的非科学委员，并有不同性别的委员。有利益冲突退出审查会议决定的委员，不计入该研究的法定人数。

第二十四条　审查与决定：伦理委员会应当依据伦理审查同意一项研究的标准，对送审研究进行充分的审查和讨论。会议主持人概括讨论所形成的审查意见后提请表决。参加表决的委员应当符合法定人数，并参加会议审查的讨论。审查决定的意见有：同意，必要的修改后同意，必要的修改后重审，不同意，暂停或终止已批准的研究。审查决定的票数应当超过伦理委员会全体委员的半数方可计为有效决定。会后应当及时传达审查决定。

主要研究者对伦理委员会的审查决定有不同意见，可以提交复审。

第二十五条　专家复核程序：开展纳入清单管理的科技活动的，通过伦理委员会的初步审查后，由本研究机构报请所在地方或相关行业主管部门组织开展专家复核。具体流程和要求参见《科技伦理审查办法（试行）》。

第二十六条　利益冲突管理：与研究存在利益冲突的委员应当主动声明并退出该研究审查的讨论和决定程序。伦理委员会依据研究机构研究利益冲突政策的规定，审查主要研究者和研究者的利益冲突声明。

第二十七条　保密管理：伦理委员会委员、独立顾问和秘书对送审的文件负有保密责任和义务，审查完成后，及时交回所有送审文件与审查文件，不得私自留存或外传。

# 研究利益冲突政策

文件编号：IRB GL/02/1.0

## 第一章　总则

第一条　研究的客观性与伦理审查的公正性是涉及人类研究参与者的研究获得公众信任的基石。研究的利益冲突可能会危及科学研究的客观性与伦理审查的公正性，并可能危及研究参与者的权益和安全。为了规范涉及人类研究参与者的研究行为，保证研究的客观性与伦理审查的公正性，依据《世界医学大会赫尔辛基宣言》（世界医学大会 2013 年颁布）、《生物医学研究审查伦理委员会操作指南》（世界卫生组织 2011 年颁布）、《涉及人的健康相关研究国际伦理准则》（国际医学科学组织理事会与世界卫生组织 2016 年颁布）、《科技伦理审查办法（试行）》（科技部、教育部、工业和信息化部、农业农村部、国家卫生健康委、中国科学院、中国社科院、中国工程院、中国科协、中央军委科技委 2023 年颁布）、《涉及人的生命科学和医学研究伦理审查办法》（国家卫生健康委、教育部、科技部、国家中医药局 2023 年颁布）制定本政策。

第二条　本政策适用于研究机构涉及人类研究参与者的研究相关职能部门的管理活动，伦理委员会委员的审查活动，独立顾问的咨询活动，伦理委员会秘书和办公室主任的审查管理活动，以及主要研究者和研究者的研究活动。

第三条　研究机构应当明确负责利益冲突管理的职能部门，例如监察室，负责研究机构领导干部研究利益冲突的管理，负责对违反研究利益冲突政策者以及科研学术道德失范者的调查与处理。监察室可委托伦理委员会审查主要研究者和研究者与研究之间的研究利益冲突。

第四条　研究机构的研究利益冲突政策应当公开发布，并作为研究机构相关管理人员、伦理委员会委员、伦理委员会秘书和办公室主任、主要研究者和研究者培训及必须知晓的内容。

## 第二章　研究机构的利益冲突

第五条　研究机构的利益冲突是指研究机构、关键的研究机构领导及其直系亲属（本政策文件的直系亲属是指配偶、受抚养的子女）或商业合伙人的经济和非经济利益与保护研究参与者、维护研究的完整性和维护伦理委员会公信力之间的利益竞争。关键的研究机构领导是指法人代表，研究管理部门的领导，例如学术科研处的处长、副处长。

第六条　研究机构应当公开和规范管理的经济利益冲突的种类：研究机构是涉及人类研究参与者的研究的研究成果所有者、专利权人；申办者给予研究机构的捐赠；研究机构投资的研究等。

第七条　研究机构经济利益冲突的管理措施：

1. 研究机构是研究成果的转让方或所有者、专利权人或投资人，本研究机构不得承担该研究上市注册申请的临床试验的合作研究、检测和检验。不得承担涉及产品转化的关键性临床试验，例如以注册上市为目的的特殊医学用途配方食品临床试验的第三方合作研究、检验和检测。

2. 接受社会捐赠资助应当以法人名义进行，捐赠资助财物应当由研究机构指定的部门统一管理，严格按照捐赠协议约定开展公益非营利性业务活动。

第八条　关键的研究机构领导应当公开和规范管理的个人经济利益的种类：与其签署的研究合同方或其管理的研究的申办者之间存在授予任何专利许可或研究成果转让的关系；存在投资关系；存在购买、出售、租借任何财产或不动产的关系；拥有与研究产品有竞争关系的类似产品的经济利益；与申办者之间存在雇佣与服务关系；接受申办者支付的顾问费或咨询费等。

第九条　关键的研究机构领导个人经济利益冲突的管理措施：

1. 法人代表与其所签署的研究合同方之间存在任何数额的个人经济利益冲突，应当主动声明并向监察室报告，同时应当授权其他人签署研究合同。

2. 负责研究管理的研究机构副职领导以及研究管理部门领导与其管理的研究的申办者之间存在任何数额的个人经济利益冲突，应当主动声明并向监察室报告，同时应当不参与该研究的立项审批程序。

3. 负责研究管理的研究机构副职领导以及研究管理部门领导承担的研究，在可能的情况下，委托其他研究机构实施伦理审查。

## 第三章　主要研究者和研究者的利益冲突

第十条　主要研究者和研究者的利益冲突是指个人及其直系亲属或商业合伙人的经济和非经济利益与保护研究参与者、维护研究的完整性和维护伦理委员会公信力之间的利益竞争。

第十一条　主要研究者和研究者应当公开和规范管理的个人经济利益的种类：与其所承担的研究或该研究的申办者之间存在授予任何专利许可或研究成果转让的关系；存在投资关系；存在购买、出售、租借任何财产或不动产的关系；拥有与研究产品有竞争关系的类似产品的经济利益；与申办者之间存在雇佣与服务关系；接受申办者支付的顾问费或咨询费等。

第十二条　主要研究者和研究者个人经济利益冲突的管理措施：

1. 主要研究者和研究者在提交伦理初始审查时，应当签署 AF/06/1.0 利益冲突声明（主要研究者，研究者），向伦理委员会报告任何数额的个人经济利益。

2. 如果个人经济利益冲突的数额较大，伦理委员会可以要求向其他研究者公开个人的经济利益冲突。如果个人经济利益冲突的数额超过研究者的年平均收入，伦理委员会可以考虑采取其他相应的管理措施：向研究参与者公开研究者个人的经济利益冲突；任命独立的第三方监督研究；必要时采取限制性措施，例如不允许在申办者处拥有净资产的人员担任研究者；不允许有重大经济利益冲突的主要研究者和研究者招募研究参与者和获取知情同意；更换研究者。

## 第四章　伦理委员会委员、独立顾问、秘书和办公室主任的利益冲突

第十三条　委员、独立顾问、秘书和办公室主任的利益冲突是指个人及其直系亲属或商业合伙人的经济和非经济利益与保护研究参与者、维护研究的完整性和维护伦理委员会的公信力之间的利益竞争。

第十四条　委员、独立顾问、秘书和办公室主任应当公开和规范管理的个人经济利益的种类：与其所审查、咨询、审查管理的研究或该研究的申办者之间存在授予任何专利许可或研究成果转让的关系；存在投资关系；存在购买、出售、租借任何财产或不动产的关系；拥有与研究产品有竞争关系的类似产品的经济利益；与该研究的申办者之间存在雇佣与服务关系；接受申办者支付的顾问费或咨询费等。

委员、独立顾问、秘书和办公室主任应当公开和报告的个人非经济利益是指其参与所审查、咨询、审查管理的研究的设计、实施和报告工作。

如果委员与其所审查研究的研究者具有非常良好的个人关系，该关系足以影响其审查的公正判断，应当主动声明并回避。

如果秘书、办公室主任与其所审查管理研究的研究者具有非常良好的个人关系，该关系足以影响其审查管理的公正判断，应当主动声明。

第十五条　委员、独立顾问、秘书和办公室主任个人利益冲突的管理措施：

1. 伦理委员会委员和独立顾问在接受聘任时应当签署 AF/03/1.0 委员声明、AF/04/1.0 利益冲突声明（委员，独立顾问）和 AF/07/1.0 保密承诺。

2.伦理委员会秘书和办公室主任在任职时应当签署 AF/05/1.0 利益冲突声明（秘书，办公室主任）和 AF/07/1.0 保密承诺。

3.委员和独立顾问在审查或咨询每项研究时均应当主动声明是否存在经济利益和非经济利益冲突，应当向伦理委员会公开任何数额的个人经济利益。委员和独立顾问的利益冲突声明应当有相应文字记录，例如：会议记录，伦理审查工作表，AF/43/1.0 独立顾问咨询工作表。

4.秘书和办公室主任在审查管理每项研究时均应当主动声明是否存在经济利益和非经济利益冲突，应当向伦理委员会公开任何数额的个人经济利益。如果秘书和办公室主任与审查管理的研究存在利益冲突，应当及时披露该利益冲突。秘书和办公室主任的利益冲突应当有相应文字记录，例如：会议记录。

5.与所审查的研究存在利益冲突的委员，可以在该研究的审查会议上回答提问或提供信息，但应当退出审查会议的讨论和表决。有利益冲突的委员不担任该研究的主审委员。

6.伦理委员会办公室选择独立顾问时，应当要求他或她签署 AF/04/1.0 利益冲突声明（委员，独立顾问）和 AF/07/1.0 保密承诺。

7.一般不邀请有利益冲突的人员担任独立顾问，除非无法找到其他能够回答所咨询问题的合适人员担任独立顾问。如果邀请有利益冲突的独立顾问提供咨询意见，应当及时披露该利益冲突。

## 第五章　责任

第十六条　如果个人存在利益冲突而不主动声明，则违反了本政策，有悖于科研诚信的原则。对于违反研究利益冲突政策者，监察室负责调查核实并提出处理意见，包括诚勉谈话，公开批评，建议免除伦理委员会委员职务，建议调离伦理委员会秘书和办公室主任岗位，建议不再邀请担任独立顾问，建议取消研究者资格。

**附件表格**
◆ AF/03/1.0 委员声明
◆ AF/04/1.0 利益冲突声明（委员，独立顾问）
◆ AF/05/1.0 利益冲突声明（秘书，办公室主任）
◆ AF/06/1.0 利益冲突声明（主要研究者，研究者）
◆ AF/07/1.0 保密承诺
◆ AF/43/1.0 独立顾问咨询工作表

# 岗位职责

文件编号：IRB GL/03/1.0

1. 委员职责

◆ 参与讨论伦理委员会制度、指南和标准操作规程（SOP）的制定和修订。

◆ 对送审研究进行伦理审查。

◆ 担任送审研究的主审委员。

◆ 参加审查会议。

◆ 对伦理审查内容保密。

◆ 对审查研究和报告研究进行讨论并表决。

◆ 提供伦理咨询。

◆ 参加生命科学、医学、生命伦理学和法学的科学研究的继续教育活动，不低于总培训的 75％。

◆ 遵循研究利益冲突政策，主动声明与审查研究相关的利益冲突。

◆ 参加审查会议，每年审查会议的出席率不低于 75％。

◆ 当主任委员和副主任委员因利益冲突退出研究的会议审查时，履行主持审查会议。

2. 主任委员职责

◆ 承担委员的伦理审查职责。

◆ 主持审查会议。

◆ 审签会议记录。

◆ 审签审查决定文件。

◆ 组织制定和修订、审核并批准伦理委员会的管理制度、指南和 SOP。

◆ 批准免除审查的研究。

3. 副主任委员职责

◆ 承担委员的伦理审查职责。

◆ 当主任委员因利益冲突退出研究的会议审查，或其他原因缺席审查会议时，履行主持审查会议，审签会议记录，审签审查决定文件的职责。

4. 独立顾问职责

◆ 应邀对所咨询的研究方案、研究人群或特定问题发表意见。

◆ 不参与讨论，不进行投票。

◆ 遵循研究利益冲突政策，主动声明与咨询研究相关的利益冲突。

◆ 对伦理审查内容保密。

5. 伦理委员会办公室主任职责

◆ 负责伦理委员会办公室的管理工作，包括审查事务和办公室日常管理事务。

◆ 负责组织制定和修订伦理委员会的管理制度、指南与 SOP。

◆ 负责拟定培训计划、组织培训并对培训的效果进行考核。

◆ 负责确定审查方式，选择主审委员，选择独立顾问。

◆ 负责协调相关部门处理研究参与者的诉求和意见。

◆ 负责接受政府主管部门的监督检查，接受第三方的伦理委员会认证。根据检查或认证的意见，采取相应的纠正和纠正措施。

◆ 负责制订年度工作计划，并按计划执行。

◆ 负责编制年度伦理审查经费和培训经费预算，报主管部门。

◆ 负责撰写年度工作总结。

◆ 参与伦理委员会的例行会议。

◆ 负责向相关的部门、机构进行备案。

◆ 向备案系统提交上一年度伦理委员会工作报告。

6. 伦理委员会秘书职责

◆ 在伦理委员会办公室主任的领导下工作。

◆ 负责咨询提交伦理审查送审的程序以及适用的表格，确保送审文件的完整性和规范性。

◆ 负责受理伦理审查的送审文件。

◆ 有职业经验的秘书，可以负责确定审查方式，选择主审委员，选择独立顾问。

◆ 负责审查会议的事务。

　　◇ 在预审环节，向委员送达审查文件并负责取回或接收电子反馈。

　　◇ 在主审环节，向主审委员送达主审文件并负责取回或接收电子反馈。

　　◇ 准备审查会议，包括布置会场，准备会议用设备、文件等。

　　◇ 根据会议日程通知主要研究者、委员及独立顾问参会。

　　◇ 整理会议记录。

　　◇ 负责统计投票。

◆ 负责简易审查的事务，向主审委员送达主审文件并负责取回或接收电子反馈。

◆ 负责传达审查决定。

　　◇ 起草"伦理审查批件"和"伦理审查意见"，提交会议主持人审核签发。

　　◇ 及时将审查决定传达主要研究者，并向主要研究者解释伦理委员会的决定依据。

◆ 负责组织和安排实地访查。

◆ 负责受理研究参与者的诉求和意见。

◆ 负责文件档案与信息管理。

◆ 负责伦理审查的宣传活动，在研究机构官网公开伦理委员会的组织信息，伦理审查的职能，伦理审查的监管要求；通过网站或其他方式公开伦理审查的程序和批准研究的标准。

◆ 帮助委员获取伦理审查相关的法律法规、管理制度、指南和 SOP。

◆ 帮助委员获取培训信息。

◆ 维护管理类文件和伦理审查文件的机密性。

◆ 承办办公室主任安排的其他工作。

# 审查会议规则

文件编号：IRB GL/04/1.0

第一条 本规则适用于伦理委员会的审查会议，旨在保证审查会议工作的平等、有序与高效，在充分讨论的基础上，获得最佳的审查结果。

第二条 会议议题

1.会议报告：上次审查会议的会议记录，上次审查会议以来的免除审查，简易审查，实地访查，研究参与者抱怨。

2.会议审查：按初始审查、修正案审查、定期审查、安全性审查、偏离方案审查、暂停或终止研究审查等审查类别安排会议审查的研究。

第三条 会议准备

1.安排会议日程：受理送审文件后 30 天内开展伦理审查并出具审查决定文件。例行审查会议至少每个月安排 1 次，未满足受理后 30 天内开展伦理审查并出具审查决定文件的，需要时可以增加审查会议的次数。疫情暴发等突发公共事件紧急情况下的应急的伦理审查，可根据审查方式的标准选择免除审查、简易审查或会议审查，包括发生危及研究参与者生命安全的重大非预期问题应当及时安排应急的会议审查，在受理后 72 小时内开展伦理审查并出具审查决定文件，并不得降低伦理审查的要求和质量。对于适用专家复核程序的研究，专家复核时间一并计入应急的伦理审查时间。

2.会前的主审和咨询：为每一项研究选择主审委员，需要时选择独立顾问提供咨询意见。秘书送达主审文件和咨询文件，要求会前完成审查工作表和独立顾问咨询工作表的填写。

3.预审：会议审查的文件提前送达参会委员预审。

4.发布会议通知，准备会议文件，布置会场。确保参会委员符合法定人数。

5.会议形式：优先采取线下会议，对于因突发公共事件或到达会议现场有困难的情况，允许采取线上和线下结合或远程会议的形式召开审查会议。

第四条 参会人员

1.参会委员：参会委员应当超过伦理委员会全体委员的半数；应当包括生命科学、医学、生命伦理学、法学等科学委员和独立于研究机构的非科学委员，并有不同性别的委员。

2.受邀参会人员：主要研究者或熟悉研究方案的研究者到会报告研究概况，回答委员的提问。在必要的情况下，可以邀请独立顾问到会陈述咨询意见。

3.列席会议人员：因伦理委员会认证、学术交流等活动要求观摩审查会议的人员，经伦理委员会主任委员同意，允许列席会议。除了政府监督管理部门的检查人员以及伦理委员会认证协议约定承担保密责任的人员以外，秘书应当要求其他列席人员签署 AF/07/1.0 保密承诺。

第五条 会议主持人

1.伦理委员会主任委员担任会议主持人。当主任委员因利益冲突退出研究的会议审查时，应当主动声明与回避，并授权副主任委员担任临时会议主持人，如果副主任委员也存在利益冲突，则主任委员授权一位委员担任临时会议主持人，直到需回避的审查研究表决结束。主任委员因其他原因缺席审查会议时，副主任委员履行主持审查会议的职责。

2.会议主持人按照会议日程主持会议。会议主持人分配提问权和发言权，提请表决，维持秩序并执行会议规则。

第六条　会议程序

1. 参会委员签到，秘书核对到会人数，向会议主持人报告委员到会情况。

2. 会议主持人宣布到会委员是否符合法定人数。

3. 会议主持人提醒到会委员、独立顾问、秘书和办公室主任，如果与审查研究存在利益冲突，应当主动声明。

第七条　会议报告的审查

1. 会议记录：委员审阅上次审查会议的记录，指出记录与自己发言不符合处。如果委员没有发表异议，则默认同意会议记录。

2. 委员听取上次审查会议以来的免除审查、简易审查的概况和审查决定，实地访查的发现和访查意见，研究参与者抱怨中的对研究参与者安全和权益产生不利影响的非预期问题的处理意见。如果委员没有发表异议，则默认同意。

第八条　会议审查的审查

1. 报告：听取主要研究者或熟悉研究方案的研究者报告研究的概况。如果不是主要研究者汇报，应当有主要研究者的授权。

2. 提问

◆ 会议主持人有序安排委员提问。会议主持人最后提问。

◆ 委员应当围绕当前审查的研究，对所关注的问题进行提问。委员不宜在提问过程中给出个人评论性意见或建议。委员的提问不要打断其他人的发言。

◆ 主要研究者或研究者应当对提问作出回应；委员可以追问。

◆ 独立顾问就审查研究的咨询问题陈述意见，并回答委员的问题。

◆ 与审查研究存在利益冲突的委员可以发表意见并回答其他委员的提问。

3. 讨论

◆ 进入审查会议的讨论环节，主要研究者、研究者、独立顾问、与审查研究存在利益冲突的委员应当离场。

◆ 会议主持人首先安排主审委员概述其审查意见，有序安排其他委员讨论发言。会议主持人最后发表自己的意见。

◆ 委员讨论发言应当明确阐述自己的审查意见并说明理由。委员每次发言一般不要超过会议主持人限定的时间（例如不超过5分钟），就同一问题发表意见的次数不超过2次。在讨论过程中，委员应当充分尊重不同的意见，不能打断其他委员的发言，不能质疑动机。

◆ 会议主持人在每位委员讨论发言后，应当征求其他委员的不同意见。委员的不同意见都应当在会议上发表。会议主持人应当尊重所有委员的意见，鼓励各种不同意见充分发表，平衡安排持不同意见委员的发言机会，安排足够的时间进行讨论。

◆ 经过充分讨论后，会议主持人应当概括审查讨论所形成的明确意见，提请审查决定的表决。与审查决定不一致的意见应当详细记录。

第九条　审查决定

1. 表决的委员：参加表决的委员应当符合法定人数。只有全程参加会议审查的报告、提问和讨论的委员才能对该研究表决。有利益冲突退出会议审查讨论的委员，不得参与该研究的投票。如果在会议期间委员人数不再符合法定人数，在恢复法定人数之前不能表决。

2. 参会委员以投票的方式作出决定，表决的方式有纸质投票和电子投票。委员不能投弃权票，不能委托表决。委员独立作出决定，不受主要研究者、研究者和研究主管部门（包括研究机构相关职能管理部门）的干涉。

3. 表决的选项：同意，必要的修改后同意，必要的修改后重审，不同意，暂停或终止已批准的研究（不适用于初始审查的研究）。

4. 决定的票数：审查决定的票数应当超过伦理委员会全体委员组成的半数。如果各种审查意见都不足半数，应当考虑补充文件或信息后，重新审查讨论。

5. 秘书报告表决的结果。

6. 会后及时传达伦理审查的决定：审查决定以"伦理审查意见"或"伦理审查批件"的书面形式传达给主要研究者。

**附件表格**

◆ AF/07/1.0 保密承诺

# 第二类 指南

## 伦理审查送审指南

文件编号：IRB GL/05/1.0

为帮助主要研究者提交伦理审查的送审文件，根据《科技伦理审查办法（试行）》（2023 年）和《涉及人的生命科学和医学研究伦理审查办法》（2023 年），制定本指南。

### 一、应当提交伦理审查的研究

所有本机构承担的以及在本机构内实施的涉及人类研究参与者的研究，包括使用人的生物样本、信息数据（包括健康记录、行为等）的研究，应当依据本指南向伦理委员会提交伦理审查的送审文件。

涉及人的生命科学和医学研究是指以人为受试者或使用人（统称研究参与者）的生物样本、信息数据（包括健康记录、行为等）开展的以下研究活动：①采用物理学、化学、生物学、中医药学等方法对人的生殖、生长、发育、衰老等进行研究的活动；②采用物理学、化学、生物学、中医药学、心理学等方法对人的生理、心理行为、病理现象、疾病病因和发病机制，以及疾病的预防、诊断、治疗和康复等进行研究的活动；③采用新技术或者新产品在人体上进行试验研究的活动；④采用流行病学、社会学、心理学等方法收集、记录、使用、报告或储存有关人的涉及生命科学和医学问题的生物样本、信息数据（包括健康记录、行为等）等科学研究资料的活动。

以下活动不属于涉及人的生命科学和医学研究，但属于涉及人类研究参与者的研究，例如：涉及正常的教育实践，教育测试，调查程序、访谈程序，常见疾病发病率的监测与评估，履行法定职责的疾病监控等。

### 二、伦理审查的送审类别

1. 初始审查

1.1　初始审查申请

◆ 涉及人类研究参与者的研究的首次伦理审查申请。

◆ 主要研究者应当在研究开始前提交伦理审查，经审查批准后方可实施。

2. 跟踪审查

2.1　修正案审查申请

◆ 研究过程中变更主要研究者，或对研究方案、知情同意书、招募广告以及提供给研究参与者的其他书面文件的修改，主要研究者应当获得伦理委员会同意后执行，除非研究方案的修改仅涉及研究管理或后勤方面，例如变更电话号码、变更通信地址。

◆ 为避免研究对研究参与者的紧急危害，研究者可在伦理委员会同意前修改并执行修改后的研究方案，事后应当及时将修改研究方案的情况及原因报告伦理委员会。

2.2 研究进展报告

◆ 主要研究者应当按照伦理审查批件或意见所要求的定期审查频率向伦理委员会提交研究进展报告。

◆ 伦理委员会首次批准时应当在伦理审查批件上告知研究进展报告的频率，例如 12 个月、6 个月、3 个月，并可在研究过程中要求变更报告频率。

◆ 伦理委员会批件应当注明有效期（与研究进展报告频率一致，最长不超过 12 个月），如果伦理审查同意研究的有效期到期，可以通过研究进展报告申请延长有效期。

2.3 安全性报告

◆ 严重不良事件是指研究过程中发生的导致死亡或者健康状况严重恶化，包括致命的疾病或者伤害、身体结构或者身体功能的永久性缺陷、需要住院治疗或者延长住院时间、需要采取医疗措施以避免对身体结构或者身体功能造成永久性缺陷；导致胎儿窘迫、胎儿死亡或者先天性异常、先天缺损等不良医学事件。发生严重不良事件，应当在获知后 24 小时内填写 AF/20/1.0 严重不良事件报告，向伦理委员会报告，随后应当及时提供详尽、书面的随访报告。主要研究者应当按研究方案的要求和时限向伦理委员会报告方案中规定的、对安全性评价重要的不良事件和实验室异常值。

◆ 主要研究者应当向伦理委员会快速报告从其他来源获得的与研究相关的非预期严重不良事件及其他潜在严重安全性风险的信息。

◆ 提供最新修订版的研究者手册（例如涉及具体产品的研究）。

2.4 偏离方案报告

◆ 增加研究参与者风险和/或减少研究参与者获益的偏离方案，主要研究者应当及时向伦理委员会报告，包括：①严重偏离方案。研究纳入了不符合纳入标准或符合排除标准的研究参与者，符合终止研究规定而未让研究参与者退出研究，给予错误的治疗或剂量，给予方案禁止的合并用药等情况；或可能对研究参与者的权益和安全以及研究的科学性造成显著影响的情况。②持续偏离方案（指同一研究者的同一违规行为在被要求纠正后，再次发生），或主要研究者对违规事件不予以纠正。

◆ 为避免研究对研究参与者的紧急危害，主要研究者可在伦理委员会同意前偏离研究方案，事后应当及时向伦理委员会报告任何偏离已同意方案之处并作解释。

◆ 其他的偏离方案，可以定期汇总向伦理委员会报告。

2.5 暂停或终止研究报告

◆ 研究过程中因各种原因未按照研究方案持续进行研究或需要提前终止研究的情况，主要研究者应当及时向伦理委员会报告，并提供详细的书面说明。

◆ 暂停或提前终止研究时，研究者应当及时通知研究参与者，并给予研究参与者适当的治疗和随访。

2.6 研究完成报告

◆ 研究完成后，主要研究者应当向研究机构报告研究的完成情况及获得的研究结果，以证明研究的完成。

3.复审

3.1 复审申请

◆ 按伦理审查决定"必要的修改后同意""必要的修改后重审"，对方案进行修改后，应当提交复审，经伦理委员会审查同意后方可实施。

◆ 如果主要研究者对伦理审查决定有不同的看法，可以通过复审申请的方式提出不同意见，请伦理委员会重新考虑决定。

### 三、免除知情同意

免除知情同意是指免除知情同意的整个要求，包括同意过程的属性和披露要素，这意味着允许主要研究者在没有获得研究参与者完全知情同意的情况下进行研究。

所有涉及人类研究参与者的研究应当得到研究参与者或其监护人的知情同意。免除知情同意需要正当的理由并得到伦理委员会的审查同意。

1. 利用以往健康活动和临床诊疗中获得的健康记录、医疗记录或生物样本的研究，并且符合以下全部条件，可以申请免除知情同意：

◆ 如果没有免除知情同意，研究将不可行或无法实施。

◆ 研究具有重要的社会价值。

◆ 研究对研究参与者的风险不大于最小风险。

如果健康者或患者先前已明确拒绝在将来的研究中使用其健康记录、医疗记录或生物样本，则此类健康记录、医疗记录或生物样本只有在公共卫生紧急情况需要时才可被使用。最小风险（minimal risk）指试验中预期风险的可能性和程度不大于日常生活或进行常规体格检查或心理测试的风险。（原国家食品药品监督管理局《药物临床试验伦理审查工作指导原则》）

2. 利用以往研究中获得的健康记录、医疗记录或生物样本的研究（健康记录、医疗记录或生物样本的二次利用），并且符合以下全部条件，可以申请免除知情同意：

◆ 以往研究已获得研究参与者的书面知情同意，允许其他的研究使用其健康记录、医疗记录或生物样本。

◆ 本次研究符合原知情同意书的许可条件。

◆ 研究参与者的隐私和个人信息得到保护。

### 四、变更知情同意

变更知情同意是指仍然会获得知情同意，但披露的要素或知情同意的文件证明与法规要求有所不同，包括：①变更提供给研究参与者的信息，例如隐瞒信息。②变更知情同意的文件证明，例如免除知情同意的签字。

变更知情同意应当同时满足以下三个前提条件：

1. 如果没有变更知情同意，研究将不可行或无法实施。当一份签了字的知情同意书会对研究参与者的隐私或个人信息构成不正当的威胁，联系研究参与者真实身份和研究的唯一记录是知情同意文件，并且主要风险就来自于研究参与者隐私或个人信息的泄露。在这种情况下，应当遵循每一位研究参与者本人的意愿是否签署知情同意文件。

2. 研究具有重要的社会价值。

3. 研究对研究参与者的风险不大于最小风险，并且如果脱离"研究"背景，相同情况下的行为或程序不要求签署知情同意书。例如，访谈研究、邮件或电话等调查。

变更知情同意需要正当的理由并得到伦理委员会的审查同意。对于批准免除签署知情同意文件的研究，伦理委员会可以要求研究者向研究参与者提供书面告知信息。

### 五、免除审查

为减少研究者不必要的负担，促进涉及人类研究参与者的研究开展，符合以下情况的涉及人类研究参与者的研究可以免除审查：

1. 使用人的信息数据或生物样本开展以下情形的涉及人的生命科学和医学研究，不对人体造成伤害、不涉及敏感个人信息或商业利益的。

◆ 利用合法获得的公开数据，或通过观察且不干扰公共行为产生的数据进行研究的。

◆ 使用匿名化的信息数据开展研究的。

◆ 使用已有的人的生物样本开展研究，所使用的生物样本来源符合相关法规和伦理准则，研究相关内容和目的在规范的知情同意范围内，且不涉及使用人的生殖细胞、胚胎和生殖性克隆、嵌合、可遗传的基因操作等活动的。

◆ 使用生物样本库来源的人源细胞株或细胞系等开展研究，研究相关内容和目的在提供方授权范围内，且不涉及人胚胎和生殖性克隆、嵌合、可遗传的基因操作等活动的。

2. 属于涉及人类研究参与者的研究（即不包括不被视为研究或不使用研究参与者的研究），但不属于涉及人的生命科学和医学研究。除非法律、管理部门或研究机构负责人另有要求，且研究风险不大于最小风险，并有相应的风险控制和应对措施。

◆ 在既定的或普遍接受的教育环境中进行的研究，具体涉及正常的教育实践，不会对学生学习规定的教育内容的机会或对提供教学的教育者的评估产生不利影响。这包括大多数关于常规教育和特殊教育教学策略的研究，以及关于教学技巧、课程或课堂管理方法的有效性或比较的研究。

◆ 仅包括涉及教育测试（认知测试、诊断测试、能力测试、成绩测试）、调查程序、访谈程序或对公众行为的观察（包括视觉或听觉记录）的互动研究，且至少符合下列标准之一：

◇ 所获得的信息由研究者记录，其记录方式使人无法直接或通过与研究参与者相关的识别信息轻易确定研究参与者的身份。

◇ 在研究之外披露研究参与者的任何反应都不会合理地使研究参与者面临刑事或民事责任风险，也不会损害研究参与者的财务状况、就业能力、教育进步或名誉。

◆ 食品口味和质量评价以及消费者接受性研究，且至少符合下列标准之一：

◇ 研究用健康食品不含添加剂。

◇ 研究用食品所含食品添加剂在安全范围，且不超过国家有关部门标准，或化学农药或环境污染物含量不超出国家有关部门的安全范围。

主要研究者不能自行做出"免除审查"的判断，应当向伦理委员会提交 AF/13/1.0 免除审查申请表以及研究方案等相关文件，由伦理委员会审查并以 AF/50/1.0 伦理审查意见或 AF/51/1.0 伦理审查批件的书面形式传达审查决定。

## 六、研究过程中应当及时向伦理委员会报告的非预期问题

研究过程中发生增加研究参与者风险和/或减少研究参与者获益的非预期问题，应当及时向伦理委员会报告：

◆ 为消除对研究参与者紧急危害的研究方案的偏离或修改。

◆ 增加研究参与者风险和/或减少研究参与者获益。

◆ 可能对研究参与者安全或研究实施产生不利影响的新信息。例如：

◇ 研究条件变化，对研究实施产生重大影响，或减少研究参与者的保护措施或获益，增加研究参与者风险的情况。

◇ 来源于最新的文献、数据监查委员会、期中分析、其他相关研究的报告、研究参与者的抱怨等的非预期问题。

◇ 研究被监管部门暂停或终止。

## 七、提交伦理审查的流程

### 1. 送审

◆ 准备送审文件：根据送审类别和 AF/12/1.0 送审文件清单，准备送审文件。送审文件应当同时提交纸质和 PDF 格式的电子文件。研究方案、知情同意书、招募广告、提供给研究参与者的其他书面文件、病例报告表或记录表、研究者手册等送审文件应当注明版本号和版本日期。送审文件的语言是中文。如果不使用送审的电子文件，纸质送审文件的份数应当满足参加审查会议的每位委员均有一份。

◆ 送审责任者：研究的送审责任者为主要研究者。主要研究者应当在送审文件上签字并注明日期。

◆ 送审的表格或报告：根据送审类别，填写并提交相应的书面申请表或报告。

◇ AF/06/1.0 利益冲突声明（主要研究者，研究者）

◇ AF/14/1.0 初始审查申请表

◇ AF/18/1.0 修正案审查申请表

◇ AF/19/1.0 研究进展报告

◇ AF/20/1.0 严重不良事件报告

◇ AF/21/1.0 偏离方案报告

◇ AF/22/1.0 暂停或终止研究报告

◇ AF/23/1.0 研究完成报告

◇ AF/24/1.0 复审申请表

### 2. 领取通知

◆ 补充送审文件通知：伦理委员会办公室形式审查后，如果认为送审文件有缺陷，发送 AF/26/1.0 补充送审文件通知，并告知最近审查会议前的送审截止日期。

◆ 受理通知：通过伦理委员会办公室的形式审查，秘书发送 AF/27/1.0 受理通知，并告知预计的审查日期。

### 3. 接受审查的准备

◆ 会议时间和地点：伦理委员会秘书电话、短信或微信通知。

◆ 准备到会报告和答疑：主要研究者准备报告的 PPT，应当要求到会报告和答疑。主要研究者因故不能到会，应当事先向伦理委员会办公室请假，并授权熟悉研究方案的研究者到会报告和答疑。

## 八、伦理审查的时间安排

伦理委员会按章程规定频率召开审查会议，提前公开会议时间。需要时可以增加临时的审查会议。伦理委员会办公室受理送审文件后，一般需要 1 周的时间进行处理，应当在设定的截止日期前受理文件。

疫情暴发等突发公共事件紧急情况下的应急的伦理审查，可根据审查方式的标准选择免除审查、简易审查或会议审查，包括发生危及研究参与者生命安全的重大非预期问题应当及时安排应急的会议审查，在受理后 72 小时内开展伦理审查并出具审查决定文件，并不得降低伦理审查的要求和质量。对于适用专家复核程序的研究，专家复核时间一并计入应急的伦理审查时间。

## 九、审查决定的传达

伦理委员会在做出审查决定后 5 个工作日内，以"伦理审查批件"或"伦理审查意见"的书面方式传达审查决定。初始审查或其复审的审查决定为"同意"的，采用伦理审查批件；其他所有决定，采用伦理审查意见。

如果主要研究者对伦理审查决定有不同意见，可以向伦理委员会提交复审，还可以要求与伦理委员会办公室进行直接的沟通交流。

## 十、伦理审查的费用

科研课题的经费预算应当包括伦理审查的费用。

每个研究的伦理审查费用_____元人民币（包括初始审查、跟踪审查）。初始审查采用简易审查或免除审查的研究，伦理审查费用减半。

伦理审查费归研究机构计财处统一管理。

小额研究经费的科研课题，研究机构有伦理审查费的专项资助。请主要研究者事先与研究管理部门和伦理委员会办公室沟通。

## 十一、委托伦理审查

委托伦理审查是指未设立伦理委员会或伦理委员会无法胜任审查需要的医疗机构，卫生机构（包括疾病预防控制、妇幼保健、采供血机构等），高等院校、科研院所、企业等研究机构，将其全部或部分涉及人类研究参与者的研究委托给能够胜任的机构实施伦理审查，以保障研究参与者的安全和权益。未设立伦理委员会的研究机构，可将研究委托给能够胜任审查的机构实施伦理审查，应当委托初始审查和跟踪审查。委托研究机构与伦理委员会或区域伦理委员会隶属的受委托机构签署委托伦理审查合同，明确双方权利、义务及责任分担等。

## 十二、联系方式

伦理委员会办公室电话：_____

## 十三、附件表格

◆ AF/06/1.0 利益冲突声明（主要研究者，研究者）
◆ AF/12/1.0 送审文件清单
◆ AF/13/1.0 免除审查申请表
◆ AF/14/1.0 初始审查申请表
◆ AF/18/1.0 修正案审查申请表
◆ AF/19/1.0 研究进展报告
◆ AF/20/1.0 严重不良事件报告
◆ AF/21/1.0 偏离方案报告
◆ AF/22/1.0 暂停或终止研究报告
◆ AF/23/1.0 研究完成报告
◆ AF/24/1.0 复审申请表
◆ AF/26/1.0 补充送审文件通知
◆ AF/27/1.0 受理通知
◆ AF/50/1.0 伦理审查意见
◆ AF/51/1.0 伦理审查批件

# 委托伦理审查指南

文件编号：IRB GL/06/1.0

## 第一章　总则

第一条　为未组建伦理委员会的研究机构委托伦理委员会审查其研究，据中共中央办公厅、国务院办公厅《关于加强科技伦理治理的意见》（2022 年 3 月）和《涉及人的生命科学和医学研究伦理审查办法》（2023 年），制定本指南。

第二条　委托伦理审查是指未设立伦理委员会或伦理委员会无法胜任审查需要的医疗机构，卫生机构（包括疾病预防控制、妇幼保健、采供血机构等），高等院校、科研院所、企业等研究机构，将其全部或部分涉及人类研究参与者的研究委托给能够胜任的机构实施伦理审查，以保障研究参与者的安全和权益。

## 第二章　委托伦理审查的基本原则

第三条　未设立伦理委员会的研究机构，可将研究委托给能够胜任审查的机构实施伦理审查，应当委托初始审查和跟踪审查。

第四条　已设立伦理委员会的研究机构，可委托无法胜任审查需要的研究，例如委托伦理委员会审查研究的方案。

第五条　在签署委托伦理审查合同前，双方（是指委托研究机构与伦理委员会或区域伦理委员会隶属的受委托机构）应当充分评估各自委托伦理审查条件是否满足要求。

第六条　合同应当明确双方权利、义务及责任分担等。

第七条　依据合同实施委托伦理审查，实施过程应当遵从相关法律法规、部门规章和伦理准则，并符合双方现行的规章制度和工作程序。

## 第三章　伦理委员会的选择标准

第八条　伦理委员会已在医学研究登记备案信息系统或上级相关管理部门备案。应当具有回避审查存在利益冲突的研究的制度。委员组成合规，具备审查的资格。

第九条　应当选择审查规范的受委托机构伦理委员会，委员的专业能匹配受委托伦理审查研究的专业。

第十条　研究机构应当优先委托不低于其等级的本地研究机构，也可委托区域伦理委员会所隶属的机构。

## 第四章　委托伦理审查合同的签署

第十一条　由双方法定代表人或其委托代理人签署委托伦理审查合同，并加盖双方公章。

第十二条　在合同中明确双方的权利、义务和任务分工。

第十三条　应当明确委托研究的伦理审查类别，例如初始审查和跟踪审查。

第十四条　应当在合同到期时，明确双方谁有责任继续监管在研研究，直至研究完成，或达成双方同意的研究交接，即移交给其他受委托机构或已设立伦理委员会的委托研究机构自身。

第十五条　双方应当明确保留纸质审查文件的期限，超过法规要求期限的，依据合同执行。

第十六条　合同应当明确委托研究的审查费用。

第十七条　建议在合同中约定，双方制定沟通交流机制，包括委托研究机构、受委托机构、伦理委员会、研究者相互间的沟通交流。

第十八条　建议在合同中约定，研究者的利益冲突向委托研究机构公开，还是向受委托机构伦理委员会公开。如果委托研究机构审查研究者的利益冲突，应当将审查意见告知受委托机构的伦理委员会。

第十九条　明确合同终止和解除的情形。

## 第五章　受委托机构的职责

第二十条　与委托研究机构签署合同。

第二十一条　确保有委托伦理审查的相关规章制度、细则和工作程序，包括伦理委员会具备委托伦理审查相关制度和委托伦理审查的 SOP。

第二十二条　确保伦理委员会拥有对研究做出审查决定的权利。

第二十三条　向委托研究机构的研究者、研究管理人员等提供伦理委员会的工作程序文件，并在更新其相关规章制度时能与委托研究机构沟通。

第二十四条　指定伦理委员会的联系人并向委托研究机构提供联系方式，以便研究者与伦理委员会沟通交流。

第二十五条　应当依据合同的保密条款，履行对委托伦理审查研究相关信息的保密。

## 第六章　受委托机构伦理委员会的职责

第二十六条　依据委托伦理审查合同，按伦理审查程序实施委托伦理审查并作出决定，通知委托研究机构相关部门和研究者。

第二十七条　对未设立伦理委员会的委托研究机构，应当依据合同，对委托的研究实施初始审查和跟踪审查。

第二十八条　如果研究实施过程中出现增加研究参与者风险或显著影响研究实施的非预期问题，必要时伦理委员会可以组织开展实地访查。

第二十九条　在适当情况下，伦理委员会单独或与委托研究机构合作，通过培训主要研究者、研究者以纠正偏离方案等不依从行为。

第三十条　依据合同审查评估主要研究者和研究者的相应资格、经验和能力。

第三十一条　应当尊重知识产权，依据合同履行委托伦理审查研究的保密义务。

第三十二条　依据合同，对委托研究机构的研究者、研究管理人员等开展伦理审查程序的培训。

## 第七章　委托研究机构的职责

第三十三条　与受委托机构签署合同。

第三十四条　委托研究机构对委托伦理审查研究的管理承担主体责任。

第三十五条　委托研究机构应当确保具备完成研究的适当条件，包括人员配备与培训情况，实验室设备齐全、运转良好，具备各种与研究有关的检查条件。

第三十六条　委托研究机构应当确保研究者遵循伦理审查同意的方案开展研究。

第三十七条　委托研究机构不得批准伦理委员会不同意实施的研究，但可以暂停或终止伦理委员会同意开展的研究。

第三十八条　已设立伦理委员会的研究机构，伦理委员会审查认为无法胜任审查要求的研究可以委托伦理审查。

第三十九条　委托研究机构的研究管理部门及主要研究者有责任向受委托机构伦理委员会提供其审查所需的文件和信息。

第四十条　委托研究机构有责任接收并及时传达伦理审查决定文件等。

第四十一条　研究者和委托研究机构应当接受受委托机构伦理委员会组织的实地访查。

第四十二条　委托研究机构确保研究者在获得伦理审查批准之前，不得招募研究参与者。

第四十三条　确保研究者在负责招募研究参与者时，获取、记录和保留研究参与者和/或其监护人的知情同意文件。

第四十四条　委托研究机构确保研究者按要求公开利益冲突。

# 第二部分

# 标准操作规程

# 第一类　标准操作规程的制定

## 制定标准操作规程

文件编号：IRB SOP/01/1.0

1. 目的

为使伦理委员会起草、审核、批准、发布和修订 SOP 的工作有章可循，特制定本规程，以从程序上保证伦理委员会的操作程序符合国际指南、我国科技部、教育部、卫健委等制定的各项法规、政策与指南。

2. 范围

本 SOP 适用于伦理委员会起草、审核、批准、发布和修订 SOP 的工作。

伦理委员会管理和指南类文件的制订和修订工作参照本程序执行。

3. 职责

3.1　伦理委员会办公室主任

◆ 组织伦理委员会 SOP 制订或修订工作组，指定工作组组长。

◆ 协调伦理委员会 SOP 的制订或修订、发布工作。

◆ 组织 SOP 培训和执行 SOP。

3.2　SOP 制订或修订工作组

◆ 列出伦理委员会 SOP 清单，规定格式和编码。

◆ 分工起草 SOP，征求意见，讨论修改。

3.3　伦理委员会委员和相关工作人员

◆ 阅读最新版本的 SOP。

◆ 参加 SOP 培训，熟悉并严格遵循 SOP。

3.4　伦理委员会主任委员

◆ 审核并批准伦理委员会 SOP。

3.5　伦理委员会秘书

◆ 发布现行版本 SOP，回收旧版 SOP。

◆ 负责 SOP 培训的事务工作。

◆ 如果研究机构未设置办公室主任，履行办公室主任的职责。

4.流程图

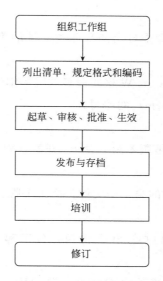

5.流程的操作细则

5.1 组织工作组

◆ 秘书或办公室主任根据需要制订或修订文件的性质，组织合适的人员组成 SOP 制订或修订工作组，指定工作组组长。

◆ 工作组成员应当充分了解研究伦理相关法律、法规、政策与指南，研究机构相关的管理和程序要求；伦理委员会相关的伦理委员会章程与管理制度，伦理审查流程，以及涉及人类研究参与者的研究的主要伦理问题的审查要素与审查要点。

5.2 列出清单，规定格式和编码

5.2.1 列出 SOP 清单

◆ SOP 制订或修订工作组依据研究伦理相关法规与指南，以及伦理委员会章程，逐条写下伦理委员会运行过程的所有步骤。

◆ 组织、分解和命名每个步骤，形成 SOP 类别与目录。

◆ 制订 AF/01/1.0 管理、指南和 SOP 列表，AF/02/1.0 附件表格列表。

5.2.2 规定格式

◆ 版面：A4 页面，上下边距 2.54cm，左右边距 3.17cm；标题四号黑体，正文小标题小四号黑体，内容小四号宋体，数字与英文字母 Times New Roman。

◆ 信息表框：伦理委员会名称与文件类别，文件编号，编写者，审核者，批准者，版本号，批准日期，生效日期。

◆ 页眉和页脚：页眉左侧为研究机构伦理委员会名称，右侧为文件编号，页脚为页码。

◆ 正文：文件名称，目的，范围，职责，流程图，流程的操作细则，相关文件，附件表格。

◆ 术语，参考文献：SOP 的术语与参考文献独立成章，统一编写。

5.2.3 规定编码系统

◆ 每个 SOP 应当有文件名称（即标题）和文件编号，作为该文件的唯一识别码。

◆ 文件编号规则：以 IRB NN/XX/Y. W 格式命名的唯一编码。

　　◇ IRB 是指伦理委员会。

　　◇ NN 是文件类别的编码：管理和指南类文件编码 GL，程序类文件编码 SOP。

　　◇ XX 是类别文件的序号。例如，IRB SOP/03 是指伦理委员会的程序类文件的第 3 个文件。

◇ Y. W 是文件的版本号。Y 是版本号，从 01 开始；W 是指某版本文件较小修改的序号，W 从 0 开始。

例如：IRB SOP/01/1.1，是指伦理委员会的程序类文件的第 1 个文件，第 1.1 版（第 1 版的第 1 次较小修改）。

◆ 附件表格编号规则：以 AF/AA/Y. W 格式命名的唯一编码。

  ◇ AF 是附件表格（Annex Form）的缩写。

  ◇ AA 是附件表格的文件序号。

  ◇ Y. W 是文件的版本号。Y 是版本号，从 01 开始；W 是指某版本文件较小修改的序号，W 从 0 开始。

例如：AF/01/1.1，是指附件表格的第 1 个文件，第 1.1 版。

5.3　起草、审核、批准、生效

◆ 起草：SOP 制订或修订工作组讨论 SOP 清单，分工起草，征求委员意见，讨论修改，提交审核。

◆ 审核：SOP 制定工作组组长审核新 SOP 或修订的 SOP。

◆ 批准：经审核的 SOP 呈送主任委员审核、批准。

◆ 生效：批准日期后的第 15 天生效，以完成 SOP 的培训。

5.4　发布与存档

◆ 伦理委员会办公室负责 SOP 的发布。

◆ 秘书负责印刷若干份纸质版 SOP 并发送给相关部门和人员，回收全部的旧版 SOP，记录 AF/11/1.0 伦理委员会管理和 SOP 发放、回收记录。

◆ 旧版 SOP 主文件的封面页注明"废止"字样，由秘书保存一套在历史文件库中。其余旧版 SOP 的封面页注明"废止"字样，统一销毁。

◆ 办公室存档一套编写者、审核者、批准者签字并注明日期的现行纸质版文件作为 SOP 主文件。

◆ 办公室存档现行版本 SOP 的电子版。

◆ 秘书在研究机构官网伦理审查宣传栏更新以下相关内容：伦理审查所遵循的法律、法规、政策和指南；研究利益冲突政策；伦理委员会章程，伦理审查程序，伦理审查同意研究的标准。

5.5　培训

◆ 秘书或办公室主任负责组织委员和秘书参加现行版本 SOP 的讲座培训和自学。

◆ SOP 生效日期前完成培训。

◆ 秘书或办公室主任组织 SOP 执行情况的检查，确认伦理委员会的工作程序遵循最新版本的 SOP。

5.6　修订

◆ 伦理委员会办公室每 2 年对 SOP 进行全面审阅，必要时加以修订。

◆ 当研究伦理相关的法律、法规、政策和指南颁布或修订后，或当委员或秘书对某项工作程序提出改进建议，或根据政府监督检查的意见，以及第三方对伦理委员会工作的质量评估意见，需要相应修改 SOP，提议者记录 AF/09/1.0 伦理委员会管理和 SOP 修订申请表。修订申请经批准后，秘书或办公室主任组织 SOP 修订工作组对 SOP 进行修改。SOP 的修订事项和内容应当记录 AF/10/1.0 伦理委员会管理和 SOP 沿革表。

◆ SOP 修订的审核、批准、发布与存档、培训等程序，按本规程执行。

6.相关文件

无。

7.附件表格

◆ AF/01/1.0 管理、指南和 SOP 列表

◆ AF/02/1.0 附件表格列表

◆ AF/09/1.0 伦理委员会管理和 SOP 修订申请表

◆ AF/10/1.0 伦理委员会管理和 SOP 沿革表

◆ AF/11/1.0 伦理委员会管理和 SOP 发放、回收记录

# 第二类　伦理委员会成员的培训

## 培训

文件编号：IRB SOP/02/1.0

### 1.目的

为使伦理委员会的培训计划、培训经费预算与培训实施的工作有章可循，特制定本规程，以持续提高伦理委员会委员的审查能力，办公室的审查事务服务能力。

### 2.范围

本 SOP 适用于伦理委员会委员、秘书和办公室主任的研究伦理相关的培训工作。

### 3.职责

#### 3.1　伦理委员会办公室主任

◆ 负责制订伦理委员会委员、秘书和办公室主任的年度培训计划。

◆ 编制年度伦理培训经费预算。

◆ 充分利用各种资源，例如在线免费培训、公益性培训，提供尽可能多的培训机会。

◆ 组织实施培训计划。

#### 3.2　伦理委员会秘书

◆ 在办公室主任领导下，执行培训计划。

◆ 负责记录委员、秘书和办公室主任的岗前培训、内部培训和外部培训。

◆ 负责存档培训证书的电子文件和复印件。

◆ 如果研究机构未设置办公室主任，则履行办公室主任的职责。

#### 3.3　委员

◆ 参加培训。

### 4.流程图

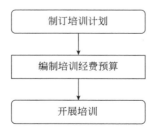

### 5.流程的操作细则

#### 5.1　制订培训计划

秘书或办公室主任负责制订年度培训计划。

◆ 培训对象：伦理委员会委员、秘书和办公室主任。

◆ 培训主题包括（但不限于）

　　◇ 研究和伦理相关的法律、法规、政策和指南。

　　◇ 伦理委员会的管理、指南和 SOP。

　　◇ 伦理审查能力。例如，伦理审查同意研究的标准；初始审查和跟踪审查的审查要点；基本的研究类型与研究设计（针对缺乏此教育背景的委员）。

　　◇ 伦理审查事务的规范管理。

◆ 岗前培训：首次聘任的委员、秘书和办公室主任应当经过岗前培训，经考核合格后上岗。

◆ 继续教育（包括内部培训、外部培训）：年度继续教育的培训计划应当考虑委员不同专业类别的培训需求，委员审查和秘书、办公室主任工作的薄弱环节，新颁布或修订的法律、法规、政策和指南，新颁布或修订的伦理委员会的管理、指南和 SOP。

5.2　编制培训经费预算

◆ 秘书或办公室主任负责编制伦理委员会的年度伦理培训经费预算。

◆ 培训与学术交流活动经费也可从研究机构的继续教育经费、研究课题经费列支。

◆ 应当充分利用各种资源，例如在线免费培训、公益性培训，提供尽可能多的培训机会。如果公司资助培训，应当采取措施保证培训的内容不受资助者的操纵。

◆ 培训经费的使用应当按照研究机构财务管理规定、继续教育经费管理规定、研究经费管理规定执行。

5.3　开展培训

◆ 组织委员的岗前培训：参加国家药品监督管理局高级研修学院等组织的伦理规范的远程或现场培训课程，并获得合格证书。组织观摩审查会议。

◆ 组织秘书、办公室主任的岗前培训：参加国家药品监督管理局高级研修学院等组织的伦理委员会运行与管理的远程或现场培训课程，并获得合格证书。安排伦理委员会办公室实习。

◆ 委员、秘书和办公室主任的继续培训

　　◇ 委员、秘书和办公室主任每年组织至少一次培训班，详细记录培训内容和出席情况。

　　◇ 可在每次审查会议前进行短时间培训，不断更新伦理知识。

◆ 组织内部培训：办公室根据年度培训计划的主题（每次培训要有明确的主题），安排培训日程，发布培训信息，组织培训活动，组织考核和发放内部培训证书。

◆ 组织外部培训：秘书发布研究伦理相关的年度继续教育项目、学术交流活动信息。从伦理培训预算经费、赞助经费列支的培训活动由办公室组织实施，使用与支出需经主任委员审核并批准。从继续教育经费、研究经费列支的培训活动由该经费的责任者组织实施。

◆ 培训记录：秘书负责填写 AF/08/1.0 培训记录，包括培训项目和参加人员的记录和个人历次培训的记录。

◆ 培训证书：秘书负责存档培训证书的电子文件和复印件，培训证书原件由本人保存。

6.相关文件

无。

7.附件表格

◆ AF/08/1.0 培训记录

# 第三类　伦理审查的程序

## 受理

文件编号：IRB SOP/03/1.0

### 受理送审

1.目的

为使伦理委员会办公室对送审的申请和报告文件的形式审查、补充通知或受理通知、送审文件管理的工作有章可循，特制定本规程，以保证研究申请和报告管理的受理阶段的工作质量。

2.范围

本 SOP 适用于研究申请和报告管理的受理阶段的工作。指导主要研究者如何提交研究申请和报告的伦理审查，参照 IRB GL/05/1.0 伦理审查送审指南执行。

3.职责

3.1　伦理委员会秘书

◆ 接待主要研究者，提供咨询。

◆ 受理送审的研究文件，及时甚至当场形式审查。

◆ 根据形式审查的结果，发送"补充送审文件通知"或"受理通知"。

◆ 对受理的送审文件进行建档或存档，以及待审的分类管理。

4.流程图

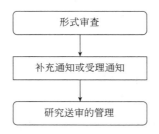

5.流程的操作细则

5.1　形式审查

◆ 送审文件的完整性：秘书根据 AF/12/1.0 送审文件清单的不同伦理审查类别，及时甚至当场形式审查送审文件是否完整。

　　◇ 多研究机构的研究，本研究机构为组长单位，研究进展报告应当包括各研究机构的研究进展情况。

　　◇ 其他研究机构发生的非预期的严重不良事件，送审文件需包括该研究机构的伦理审查意见（如有）。

◆ 送审文件的要素

◇ 伦理审查申请表填写正确、完整，主要研究者签字并注明日期。

◇ 研究方案、知情同意书、招募广告、病例报告表或记录表的版本号和版本日期标注正确；如果是修正的方案、修正的知情同意书、修正的招募广告或修正的病例报告表或记录表，应当更新版本号和版本日期；研究参与者包括8周岁及其以上的未成年人，应当有适合于研究参与者本人阅读的版本和监护人阅读的版本。

◇ 主要研究者履历和研究者履历的信息齐全，包含一般情况、教育经历、工作经历、学术任职、研究课题、获奖、专利、论文、著作。签字并注明日期。

◇ 主要研究者和研究者名单及研究岗位信息齐全。

◆ 对主要研究者根据AF/26/1.0补充送审文件通知的再次送审文件，秘书根据"补充送审文件通知"审核再次送审文件的完整性和要素。

5.2 补充通知或受理通知

◆ 补充送审文件通知：送审文件不完整，文件要素有缺陷，及时甚至当场发送"补充送审文件通知"，一次性告知缺项文件、缺陷的要素以及最近的审查会议前的送审截止日期。

◆ 受理通知：送审文件的完整性和要素通过形式审查，当场发送AF/27/1.0受理通知，并告知预计审查日期，受理通知标注受理号。

◇ 受理号的编码规则：格式为"20XX-AAA-BB"。

◇ 编码规则说明：①主字段："20XX"为送审研究首次受理的年份，同一研究该字段不变。②研究序列字段："-AAA"为该年度受理的初始审查研究的序列号，同一研究该字段不变。③后缀字段："-BB"为同一研究历次送审受理的序列号。

例如，2024-008-002为2024年第8个初始审查送审研究的第2次受理。

5.3 研究送审的管理

◆ 加盖"受理章"

◇ 送审文件原件首页左上角加盖"受理章"，受理人签字并注明日期。

◆ 送审研究登记

◇ 建立"送审研究登记"电子文件，信息字段包括（但不限于）：研究名称、主要研究者、申请类别、受理号、受理日期、审查方式、审查日期、审查决定、决定文件签发日期，定期审查截止日期。

◇ 按审查进程，及时记录送审研究的相关信息。

◆ 建档或存档

◇ 首次送审文件按研究名称建档。研究文件档案盒标注研究名称和受理号。

◇ 再次送审文件按研究名称存档。

◆ 待审

◇ 送审文件存放在伦理委员会办公室"待审"文件柜，等待提交审查。

6. 相关文件

◆ IRB GL/05/1.0伦理审查送审指南

7. 附件表格

◆ AF/12/1.0送审文件清单

◆ AF/26/1.0补充送审文件通知

◆ AF/27/1.0受理通知

# 准备

文件编号：IRB SOP/04/1.0

## 选择审查方式

1.目的

为使伦理委员会办公室对送审文件的审查方式、审查准备的工作有章可循，特制定本规程，以保证研究送审管理的准备阶段的工作质量。

2.范围

本 SOP 适用于研究送审管理的准备阶段的工作。准备阶段，是指送审的申请和报告受理之后、审查之前的阶段。该阶段的主要工作是决定送审的申请和报告的审查方式（免除审查、简易审查、会议审查）以及审查的准备工作。

3.职责

3.1　伦理委员会办公室

◆ 秘书或办公室主任负责判断研究风险，选择适合研究的审查方式。

◆ 为免除审查、简易审查和会议审查做准备工作。

4.流程图

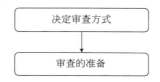

5.流程的操作细则

5.1　决定审查方式

根据以下标准，决定送审的申请和报告的审查方式。

◆ 免除审查的标准

研究应当满足的前提是使用人的信息数据或生物样本开展涉及人的生命科学和医学研究，不对人体造成伤害、不涉及敏感个人信息或商业利益的，可以免除审查。符合以下情形的可以免除审查：

　　◇ 利用合法获得的公开数据，或通过观察且不干扰公共行为产生的数据进行研究的。

　　◇ 使用匿名化的信息数据开展研究的。

　　◇ 使用已有的人的生物样本开展研究，所使用的生物样本来源符合相关法规和伦理准则，研究相关内容和目的在规范的知情同意范围内，且不涉及使用人的生殖细胞、胚胎和生殖性克隆、嵌合、可遗传的基因操作等活动的。

　　◇ 研究者使用生物样本库来源的人源细胞株或细胞系等开展研究，研究相关内容和目的在提供方授权范围内，且不涉及人胚胎和生殖性克隆、嵌合、可遗传的基因操作等活动的。

属于涉及人类研究参与者的研究（即不包括不被视为研究或不使用研究参与者的研究），但不属于涉及人的生命科学和医学研究。除非法律、管理部门或研究机构负责人另有要求，且研究风险不大于最小风险，并有相应的风险控制和应对措施。符合以下情形的可免除审查：

　　◇ 在既定的或普遍接受的教育环境中进行的研究，具体涉及正常的教育实践，不会对学生学习规定的教育内容的机会或对提供教学的教育者的评估产生不利影响。这包括大多数关于常规教育和特殊教育教学策略的研究，以及关于教学技巧、课程或课堂管理方法的有效性或比较的研究。

◇ 仅包括涉及教育测试（认知测试、诊断测试、能力测试、成绩测试）、调查程序、访谈程序或对公众行为的观察（包括视觉或听觉记录）的互动研究，且至少符合下列标准之一：

◆ 所获得的信息由研究者记录，其记录方式使人无法直接或通过与研究参与者相关的识别信息轻易确定研究参与者的身份。

◆ 在研究之外披露研究参与者的任何反应都不会合理地使研究参与者面临刑事或民事责任风险，也不会损害研究参与者的财务状况、就业能力、教育进步或名誉。

◇ 食品口味和质量评价以及消费者接受性研究，且至少符合下列标准之一：

◆ 研究用健康食品不含添加剂。

◆ 研究用食品所含食品添加剂在安全范围，且不超过国家有关部门标准，或化学农药或环境污染物含量不超出国家有关部门的安全范围。

◆ 简易审查的标准

◇ 研究风险不大于最小风险，不涉及弱势人群和隐私及敏感性问题，且研究步骤仅限于：

◆ 手指、脚后跟、耳垂的血样采集。

◆ 静脉采血需在考虑年龄、体重、健康状况、采血程序、采血总量和采血频率等因素后，判断不大于最小风险。

◆ 通过无创手段，前瞻性采集用于研究的生物样本（例如头发、指甲、唾液、痰液、菌群等）。

◆ 通过临床实践常规的非侵入性手段进行的信息数据采集（不涉及全麻、镇静、X线或微波的手段；如果使用医疗器械，必须是经过批准上市的医疗器械，例如磁共振成像仪、心电图仪、脑电图仪、温度计、超声仪、红外诊断成像仪、多普勒血流检测仪、超声心动图仪等）。

◆ 利用既往收集的信息数据（数据、文件、记录）或生物样本的研究。

◆ 因研究目的而进行的声音、视频、数字或影像记录的信息数据采集。

◆ 采用调查、访谈方法的研究。

◇ 伦理审查意见是"必要的修改后同意"，按伦理委员会的审查意见修改后，再次送审的研究。

◇ 研究方案的较小修改，不影响研究的风险获益比。

◇ 所有研究的定期审查。

◇ 尚未纳入研究参与者的研究的暂停或终止研究审查。

◇ 所有研究的研究完成审查。

◇ 本研究机构为多研究机构研究的参与机构，如果方案已经获得组长研究机构伦理委员会批准，可采用简易审查的方式，重点审查知情同意书和本研究机构研究实施的条件。

◆ 转为会议审查

◇ 简易审查意见有"必要的修改后重审""不同意""暂停或终止已批准的研究""提交会议审查"，该研究转为会议审查的方式。

◆ 会议审查的标准

◇ 首次提交伦理审查的研究，一般采取会议审查的方式。

◇ 伦理审查决定为"必要的修改后重审"，再次送审的研究。

◇ 伦理审查决定为"必要的修改后同意"，主要研究者没有按伦理审查意见进行修改，并对此进行了说明，办公室认为有必要提交会议审查的研究。

◇ 本研究机构发生的与研究干预有关的、非预期的严重不良事件。

◇ 其他研究机构发生的严重不良事件，可能需要重新评估研究的风险与获益。

◇ 严重和持续偏离方案审查。

◇ 其他不符合简易审查标准的情况。

◇ 研究过程中出现危及研究参与者安全的重大或严重问题等情况，需要伦理委员会召开应急的会议审查。

### 5.2 审查的准备

◆ 免除审查的准备

  ◇ 准备审查文件和免除审查工作表。

◆ 简易审查的准备

  ◇ 选择主审委员。

  ◇ 准备审查文件和审查工作表。

◆ 会议审查的准备

  ◇ 主审和咨询准备

    ✦ 选择主审委员和独立顾问。

    ✦ 准备审查文件和审查工作表。

    ✦ 准备咨询文件和咨询工作表。

  ◇ 预审准备

    ✦ 会议审查的文件应当至少提前3天送达委员预审，并附会议日程。

    ✦ 应急的会议审查的文件，应当尽早送达委员预审；如果时间不允许提前送达审查文件，可以会上分发。

  ◇ 按照先送先审和同专业相连的原则安排会议审查的研究。

### 6.相关文件

无。

### 7.附件表格

无。

文件编号：IRB SOP/05/1.0

# 选择主审委员

1. 目的

为使伦理委员会办公室对送审的申请和报告选择主审委员的工作有章可循，特制定本规程，以从程序上保证能够选择胜任的主审委员。

2. 范围

本 SOP 适用于送审的申请和报告的准备阶段，伦理委员会办公室选择主审委员的工作。

3. 职责

3.1 伦理委员会办公室

◆ 秘书负责建立伦理委员会委员的信息库。

◆ 秘书或办公室主任负责选择能够胜任的主审委员。

◆ 秘书负责联系并确认主审委员的人选。

◆ 秘书负责送达研究的主审文件。

3.2 主审委员

◆ 负责送审的申请和报告的主审，填写审查工作表。

◆ 参加审查会议，在讨论阶段首先阐述自己的主审意见。

4. 流程图

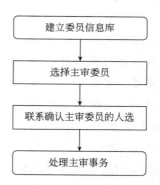

5. 流程的操作细则

5.1 建立委员信息库

◆ 秘书利用可及的数据库，建立委员信息库，包括委员的资格信息、履历信息和联系方式。

◆ 委员的资格信息：姓名，性别，职业，隶属机构，在伦理委员会中的职务。

◆ 委员的履历信息：包括与审查能力相关的背景信息，例如教育经历，职业经历，研究经历，伦理委员会工作经历，与弱势研究参与者相关的工作或生活经历，以及培训信息。

◆ 建立便捷的、委员接受的联系方式，例如电话、微信、手机短信、电子邮件等。

◆ 定期复核委员信息，获知委员信息发生变动时，及时维护委员信息库。

5.2 选择主审委员

◆ 一般由办公室主任或具有一定资历的秘书负责选择主审委员。

◆ 应当熟悉或能够方便地查询委员的资格和履历信息，以选择能够胜任的主审委员。

◆ 主审委员的选择主要基于以下考量：研究与委员的专业领域、社会文化背景的符合性，前后审查的主审委员的一致性。

◆ 研究方案的主审：应当至少有 1 名具有生命科学或医学专业知识的委员担任主审，或邀请独立顾问提供咨询意见。

◆ 知情同意书的主审：优先选择 1 名非医学和非生命科学专业背景的委员主审知情同意书。

◆ 安全性审查的主审：可指定 2 名医学专业背景的委员作为所有严重不良事件等安全性报告的主审委员，也可优先选择该研究初始审查的主审委员。

◆ 其他类别跟踪审查的主审：优先选择该研究初始审查的主审委员。

◆ 复审的主审：优先选择该研究上次审查的主审委员。

◆ 主审委员的人数：初始审查一般选择 2 名主审委员（1 名负责研究方案的审查，1 名负责知情同意书的审查）。

◆ 不选择与审查研究存在利益冲突的委员担任主审委员。

5.3　联系并确认主审委员的人选

◆ 秘书联系主审委员的人选，询问本人与审查研究是否存在利益冲突，是否有时间主审研究，确认主审委员的人选。

5.4　处理主审事务

◆ 秘书应当为主审委员准备主审研究的整套送审文件，以及相应的审查工作表（见"7. 附件表格"）。会议审查的主审文件应当至少在会前 5 天送达，简易审查的主审文件应当在确认主审委员的当天或次日送达；应急的简易审查和会议审查的主审文件应当尽早送达。主审委员审查主审研究的送审文件，记录相应的审查工作表；秘书应当尽早送达或会上分发应急的伦理审查的主审文件，主审委员应当尽早或立即审查和记录相应的审查工作表。

◆ 会议审查的主审：秘书应当告知主审委员

◇ 审查会议日程。

◇ 在审查会议前审查主审文件，完成审查工作表的记录。

◇ 在主审过程中，如果存在需要咨询的审查问题，可以通过办公室邀请独立顾问。

◇ 在审查会议的讨论环节首先陈述主审意见。

◇ 在审查会议后交还主审文件和填写完成的审查工作表。

◆ 简易审查的主审：秘书应当告知主审委员

◇ 及时审查主审文件，填写审查工作表。

◇ 在主审过程中，如果存在需要咨询的审查问题，可以通过办公室邀请独立顾问。

◇ 及时将主审文件和填写完成的审查工作表交还伦理委员会办公室。

6. 相关文件

无。

7. 附件表格

◆ AF/29/1.0 方案审查工作表

◆ AF/30/1.0 知情同意书审查工作表（干预性研究）

◆ AF/31/1.0 知情同意书审查工作表（观察性研究）

◆ AF/32/1.0 知情同意书审查工作表（可识别的信息数据或生物样本的二次使用的研究）

◆ AF/33/1.0 知情同意书审查工作表（可识别的信息数据或生物样本的研究的泛知情同意）

◆ AF/34/1.0 知情同意书审查工作表（免除知情同意）

◆ AF/35/1.0 知情同意书审查工作表（变更知情同意）

◆ AF/36/1.0 修正案审查工作表

◆ AF/37/1.0 定期审查工作表
◆ AF/38/1.0 严重不良事件审查工作表
◆ AF/39/1.0 偏离方案审查工作表
◆ AF/40/1.0 暂停或终止研究审查工作表
◆ AF/41/1.0 研究完成审查工作表
◆ AF/42/1.0 复审工作表

文件编号：IRB SOP/06/1.0

# 选择独立顾问

1.目的

为使独立顾问的选择、咨询工作有章可循，特制定本规程，以从程序上保证伦理审查咨询工作的质量。

2.范围

本 SOP 适用于送审的申请和报告的准备阶段，办公室邀请独立顾问对审查问题提供咨询意见的工作。

3.职责

3.1 伦理委员会秘书或办公室主任

◆ 秘书或办公室主任发现可能存在需要咨询专家的情况，例如缺少与研究专业相关的委员，选择合适的独立顾问。

◆ 根据主审委员需要咨询的专业问题，选择合适的独立顾问。

◆ 秘书联系并确认独立顾问的人选。

◆ 送达和回收咨询文件和咨询工作表，反馈给主审委员。

◆ 咨询文件和咨询工作表的存档。

◆ 建立和维护独立顾问库信息。

3.2 主审委员

◆ 在审查过程中遇到无法解答的专业问题，可以在审查工作表中提出要求聘请独立顾问，说明需要咨询的问题。

3.3 独立顾问

◆ 受邀参加研究的咨询，签署 AF/04/1.0 利益冲突声明（委员，独立顾问）和 AF/07/0.1 保密承诺。

◆ 审阅咨询的审查研究文件，填写独立顾问咨询工作表。

◆ 如有必要，可以参加审查会议，陈述咨询问题的意见，在讨论和投票表决环节退出会议。

◆ 对咨询的审查研究负有保密义务。

4.流程图

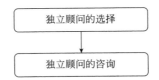

5.流程的操作细则

5.1 独立顾问的选择

◆ 秘书或办公室主任发现可能存在需要咨询专家的情况，例如缺少与研究专业相关的委员，选择合适的独立顾问。

◆ 主审委员针对伦理，法律，特定疾病，方法学，社区、患者或特定利益团体等方面需要咨询的审查问题，可以向伦理委员会办公室提出邀请独立顾问。

◆ 伦理委员会秘书或办公室主任根据专业性、可行性和独立性来决定独立顾问的人选。

◆ 秘书联系并确认独立顾问的人选。

5.2 独立顾问的咨询

◆ 独立顾问须为研究的咨询问题填写 AF/43/1.0 独立顾问咨询工作表。

◆ 独立顾问可以参加伦理委员会审查会议，当场报告咨询问题的意见和答疑，但不能参加讨论和投票表决环节，不具有投票权。

◆ 咨询工作表作为研究审查文件的组成部分保存。

6.相关文件

无。

7.附件表格

◆ AF/04/1.0 利益冲突声明（委员，独立顾问）

◆ AF/07/1.0 保密承诺

◆ AF/43/1.0 独立顾问咨询工作表

# 审查

文件编号：IRB SOP/07/1.0

## 免除审查

1.目的

为使伦理委员会免除审查的免除审查工作表、修正案审查工作表的处理，会议报告等工作有章可循，特制定本规程，以从程序上保证伦理委员会的免除审查工作的质量。

2.范围

初始审查时，主要研究者应当向伦理委员会提交 AF/13/1.0 免除审查申请表；当实质性修改或可能改变免除审查决定的修改，应当提交 AF/18/1.0 修正案审查申请表。

本 SOP 适用于采用免除审查的方式进行审查的所有研究，规定与审查相关的操作，包括免除审查工作表和修正案审查工作表的处理、会议报告的程序等。

3.职责

3.1　伦理委员会秘书

◆ 送达审查文件，保证主任委员能够获得审查所需的全部信息。

◆ 根据免除审查工作表或修正案审查工作表的审查意见，提请主任委员审签决定文件。

3.2　主任委员

◆ 审查免除审查的送审文件，填写免除审查工作表或修正案审查工作表，确定是否符合或继续符合免除审查的标准。

◆ 3 个工作日完成审查，返还审查文件。

◆ 审核免除审查意见，签发审查决定文件。

4.流程图

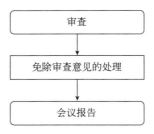

5.流程的操作细则

5.1　审查

◆ 主任委员审查

◇ 初始审查：主任委员根据免除审查的标准进行审查。

◇ 跟踪审查：主任委员审查修正案审查申请，确定研究是否继续满足免除审查的标准；一般不实施定期审查和研究完成审查。

◇ 主任委员应当书面填写 AF/28/1.0 免除审查工作表或 AF/36/1.0 修正案审查工作表。

◆ 审查决定

◇ 审查意见：同意，不符合免除审查的标准（按简易审查或会议审查的初始审查申请送审相关文件）。

◇ 批件有效期：与研究预计时长一致，即定期审查频率可超过 12 个月。

◆ 返还审查文件

　　◇ 主任委员完成审查，及时将整套送审文件和填写完成的免除审查工作表或修正案审查工作表返还秘书。

## 5.2　免除审查意见的处理

◆ 审查意见是"同意"

　　◇ 提请主任委员审核、签发"同意"的伦理审查意见或伦理审查批件。

◆ 审查意见是"不符合免除审查的标准"

　　◇ 该研究的审查方式转为简易审查或会议审查。

◆ 处理时限

　　◇ 自主任委员完成审查之日起，3 个工作日完成审查意见的处理。

　　◇ 应急的免除审查的免除审查工作表和修正案审查工作表的处理等免除审查全过程一般在受理后 72 小时内完成。

## 5.3　会议报告

◆ 主任委员签发决定文件的免除审查，秘书应当安排在下次审查会议时报告。

## 6. 相关文件

无。

## 7. 附件表格

◆ AF/13/1.0 免除审查申请表

◆ AF/18/1.0 修正案审查申请表

◆ AF/28/1.0 免除审查工作表

◆ AF/36/1.0 修正案审查工作表

文件编号：IRB SOP/08/1.0

# 简易审查

## 1.目的

为使伦理委员会简易审查的主审、主审综合意见的处理、会议报告等工作有章可循，特制定本规程，以从程序上保证伦理委员会的简易审查工作的质量。

## 2.范围

本 SOP 适用于采用简易审查的方式进行审查的所有研究，规定与审查相关的操作，包括主审、主审综合意见的处理、会议报告的程序等。

## 3.职责

### 3.1　伦理委员会秘书

◆ 送达预审文件，保证委员能够获得审查所需的全部信息。

◆ 汇总主审委员的审查意见，提请主任委员审签决定文件，或转为会议审查。

### 3.2　主审委员

◆ 审查主审研究的送审文件，填写审查工作表。

◆ 5 个工作日完成审查，返还审查文件。

### 3.3　主任委员

◆ 审核简易审查意见，签发审查决定文件。

## 4.流程图

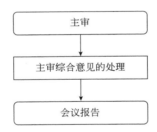

## 5.流程的操作细则

### 5.1　主审

◆ 审查

　　◇ 初始审查：主审委员根据伦理审查同意研究的标准进行审查。简易审查同意研究的标准与会议审查相同。

　　◇ 跟踪审查：主审委员应当确认未发生增加研究参与者风险的非预期问题和未发生减少研究参与者获益，也未显著影响研究的风险获益比，审查研究是否继续满足同意研究的标准。

　　◇ 复审：主审委员在上次审查意见的基础上进行再次审查。

　　◇ 主审委员应当书面填写审查工作表。

　　◇ 主审委员在主审过程中，认为存在专业、伦理等方面需要咨询的审查问题，应当向伦理委员会办公室提出邀请独立顾问。

◆ 主审意见

　　◇ 审查决定：同意，必要的修改后同意，必要的修改后重审，不同意，暂停或终止已批准的研究。

◇ 更改审查方式：提交会议审查。

◇ 定期审查频率：根据研究的风险程度，确定定期审查的频率，最长不超过 12 个月。

◆ 主审时限

◇ 5 个工作日完成主审。

◆ 返还审查文件

◇ 主审委员完成审查，及时将整套送审文件和填写完成的审查工作表返还秘书。

5.2 主审综合意见的处理

◆ 秘书汇总主审委员的审查意见，填写 AF/44/1.0 简易审查主审综合意见。

◆ 审查意见一致，均为"同意"

◇ 提请主任委员审核，签发"同意"的伦理审查批件或伦理审查意见。

◆ 审查意见一致，均为"必要的修改后同意"

◇ 提请主任委员审核，签发"必要的修改后同意"的伦理审查意见。

◆ 审查意见不一致，1 个"同意"，1 个"必要的修改后同意"

◇ 办公室协调主审委员沟通审查意见，尽量达成一致。

◇ 如果主审委员意见达成一致，按一致的主审意见处理。

◇ 如果主审委员意见不一致，提请主任委员审核决定，签发"同意"或"必要的修改后同意"的伦理审查批件或伦理审查意见。

◆ 审查决定："必要的修改后重审"或"不同意"或"暂停或终止已批准的研究"

◇ 该研究的审查方式转为会议审查。

◆ 处理时限

◇ 自简易审查主审完成日起，3 个工作日完成主审综合意见的处理。

◇ 应急的简易审查的主审、主审综合意见的处理等简易审查全过程一般在受理后 72 小时内完成。

5.3 会议报告

◆ 主任委员签发决定文件的简易审查，秘书应当安排在下次审查会议时报告。

6.相关文件

无。

7.附件表格

◆ AF/44/1.0 简易审查主审综合意见

文件编号：IRB SOP/09/1.0

# 会议准备

1.目的

为使伦理委员会办公室制定会议日程、会议通知、送预审文件、准备会议文件和会场等审查会议的准备工作有章可循，特制定本规程，以从程序上保证办公室能够为会议提供高质量的服务和支持。

2.范围

本 SOP 适用于送审研究的准备和审查阶段，伦理委员会办公室对会议的准备管理工作。

3.职责

3.1　伦理委员会秘书

◆ 制定并发布会议日程。

◆ 通知相关人员参会，确保参会委员符合法定人数。

◆ 送达预审文件，保证委员能够获得审查所需的全部信息。

◆ 准备会议文件和会场。

4.流程图

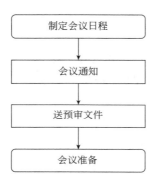

5.流程的操作细则

5.1　制定会议日程

◆ 安排会议日期

◇ 例行审查会议：每年年底安排下一年度的例行审查会议的日期。例行审查会议一般至少每 1 个月安排 1 次，以确保在受理后 30 天内开展审查并出具审查决定文件。

◇ 临时增加的审查会议：如果待审研究数超过每次会议能够充分审查的研究数量，可以临时增加审查会议。

◇ 应急的审查会议：疫情暴发等突发公共事件紧急情况下的应急的伦理审查，可根据审查方式的标准选择免除审查、简易审查或会议审查，包括发生危及研究参与者生命安全的重大非预期问题应当及时安排应急的会议审查，在受理后 72 小时内开展伦理审查并出具审查决定文件，并不得降低伦理审查的要求和质量。对于适用专家复核程序的研究，专家复核时间一并计入应急的伦理审查时间。

◆ 安排会议报告

◇ 上次会议记录。

◇ 上次审查会议以来的免除审查。

◇ 上次审查会议以来的简易审查。

◇ 实地访查。

◇ 研究参与者抱怨：在下次审查会议时报告研究参与者抱怨中的对研究参与者安全和权益产生不利影响的非预期问题。

◆ 安排会议审查

◇ 按照先送先审和同专业相连的原则安排会议审查。

◇ 合理安排每次会议审查的研究数量和时间，以保证每项审查都有足够的时间讨论。

◆ 确定会议日程

◇ 秘书根据所安排的会议日期、会议报告和会议审查，制定 AF/45/1.0 会议日程。

## 5.2 会议通知

◆ 通知委员

◇ 秘书在线发布会议日程，供主要研究者便利查询。

◇ 秘书采用电话、微信、短信等方式，通知并确认委员是否能够参加会议。参会委员应当满足法定人数的要求。

◇ 秘书应当确认参会委员中至少有一名具有研究相关专业知识的委员，或确认已选择独立顾问并能获得咨询意见。

◇ 当会议审查有涉及弱势人群的研究时，秘书应当确认有熟悉此类人群特点，或有与此类人群相关工作经验的委员出席审查会议，或确认已选择独立顾问并能获得咨询意见。

◆ 通知主要研究者

◇ 需要会议审查的主要研究者或熟悉研究方案的研究者到会报告与答疑，秘书应当通知会议日程，并告知按照会议日程的审查时间提前到达会议休息室等候。

## 5.3 送预审文件

◆ 秘书应当为委员和独立顾问准备审查研究的整套送审文件、咨询研究的相关文件，这些文件由主要研究者提供。

◆ 秘书应当至少在会议前 3 天送达会议审查的文件并附会议日程。应急的简易审查和会议审查的送审文件应当尽早送达；如果因时间紧迫，无法提前送达，可以会上分发审查文件。

◆ 秘书应当告知委员和独立顾问在会议前预审送审文件，填写审查和咨询工作表。

## 5.4 会议准备

◆ 准备会议文件

◇ 打印 AF/46/1.0 会议签到表。

◇ 按会议审查的研究和到会委员数，打印相应份数的 AF/47/1.0 投票单。

◆ 准备会场

◇ 预约会议室。

◇ 会议当天，准备茶水、电脑、投影、录音等。

## 6.相关文件

无。

## 7.附件表格

◆ AF/45/1.0 会议日程

◆ AF/46/1.0 会议签到表

◆ AF/47/1.0 投票单

# 会 议 审 查

### 1. 目的

为使伦理委员会会议审查的预审和主审，会议开场，会议报告，会议审查的报告、提问、答疑、讨论和表决的依据等工作有章可循，特制定本规程，以从程序上保证伦理委员会的会议审查等工作的质量。

### 2. 范围

本 SOP 适用于采用会议审查方式进行审查的所有研究（参见 IRB GL/04/1.0 审查会议规则）。

在送审研究的审查阶段，与会议审查相关的工作还有伦理委员会办公室的会议准备和会议记录，参见 IRB SOP/09/1.0 会议准备及 IRB SOP/11/1.0 会议记录执行。

### 3. 职责

#### 3.1 伦理委员会办公室

◆ 秘书报告到会委员人数，报告上次会议记录、免除审查和简易审查。

◆ 秘书汇总会议审查的决定意见，并向会议报告。

#### 3.2 主审委员

◆ 会前审查主审研究的送审文件，填写审查工作表。

◆ 在会议审查的讨论环节首先发表自己的审查意见。

#### 3.3 独立顾问

◆ 会前审阅咨询的审查研究的送审文件，填写独立顾问咨询工作表。

◆ 受邀参加会议审查的提问和答疑环节，陈述咨询问题的意见，并回答委员的提问。

◆ 不参与会议审查的讨论和表决。

#### 3.4 委员

◆ 会前对会议审查的文件进行预审。

◆ 参加会议报告的审查。

◆ 参加会议审查的提问和讨论，发表审查意见。

◆ 以投票方式参加审查决定的表决。

#### 3.5 会议主持人

◆ 主任委员主持审查会议。

◆ 主任委员因故缺席审查会议，由副主任委员主持审查会议。

◆ 主任委员和副主任委员都因利益冲突缺席审查会议，由主任委员授权一位委员主持审查会议。

4.流程图

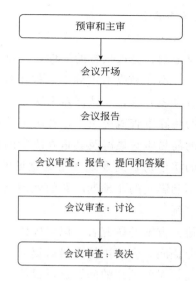

```
┌─────────────────────────┐
│        预审和主审         │
└─────────────────────────┘
            │
            ▼
┌─────────────────────────┐
│         会议开场          │
└─────────────────────────┘
            │
            ▼
┌─────────────────────────┐
│         会议报告          │
└─────────────────────────┘
            │
            ▼
┌─────────────────────────┐
│   会议审查：报告、提问和答疑   │
└─────────────────────────┘
            │
            ▼
┌─────────────────────────┐
│      会议审查：讨论        │
└─────────────────────────┘
            │
            ▼
┌─────────────────────────┐
│      会议审查：表决        │
└─────────────────────────┘
```

5.流程的操作细则

5.1　预审和主审

◆ 预审

　　◇ 委员应当在会议前预审送审的会议审查文件，根据伦理审查同意研究的标准，记录审查问题。

◆ 主审和咨询

　　◇ 初始审查：主审委员根据伦理审查同意研究的标准进行审查。

　　◇ 跟踪审查：主审委员应当关注可能显著增加研究参与者风险和减少研究参与者获益的非预期问题，审查研究是否继续满足同意研究的标准。

　　◇ 复审：主审委员在上次审查意见的基础上进行再次审查。

　　◇ 主审委员应当根据方案的研究设计类型和伦理审查类别的审查要素与审查要点，审查研究，并填写审查工作表。

　　◇ 主审委员在主审过程中，认为存在专业知识、研究方法论、伦理、法律等需要咨询的审查问题，应当向伦理委员会办公室提出邀请独立顾问。

　　◇ 独立顾问应当在会议前审阅送审文件，根据需要咨询的问题提供咨询意见，并填写独立顾问咨询工作表。

5.2　会议开场

◆ 会议签到

　　◇ 参会委员、独立顾问、秘书和/或办公室主任在 AF/46/1.0 会议签到表上签到。

　　◇ 列席：因质量检查评估、学术交流等活动要求观摩会议的人员，经主任委员同意，允许列席会议。除了政府监督管理部门的检查人员以外，秘书应当要求其他列席人员签署 AF/07/1.0 保密承诺。

◆ 秘书确认到会委员超过伦理委员会组成人数的半数，到会委员包括生命科学、医学、生命伦理学、法学等科学委员，独立于研究机构的非科学委员，并有不同性别的委员。

◆ 秘书统计并向会议主持人报告到会委员的情况。

　　◇ 会议主持人根据秘书报告，宣布本次会议是否符合法定人数。

　　◇ 会议主持人提醒委员：如果与本次会议的审查研究存在利益冲突，请主动声明。没有口头声明者，则默认不存在利益冲突。秘书记录。

◇ 会议主持人按会议日程主持审查会议。

## 5.3 会议报告

◆ 秘书发放会议文件：上次会议记录、会议报告的文件，会议审查的文件及其投票单。

◆ 委员审核上次会议记录，对记录不准确或不正确处，提出修改意见。秘书应当记录，并根据委员的审查意见修改。如果没有发表异议，默认同意上次会议记录。

◆ 委员听取上次审查会议以来的免除审查概况及其审查决定的报告。

◆ 委员听取上次审查会议以来的简易审查概况及其审查决定的报告。

◆ 委员听取上次审查会议以来的实地访查的发现和访查意见的报告；研究参与者抱怨中的对研究参与者安全或研究实施产生不利影响的非预期问题的处理意见的报告。

## 5.4 会议审查：报告、提问和答疑

◆ 会议邀请主要研究者或熟悉研究方案的研究者，以多媒体方式报告送审研究。

◆ 会议主持人有序安排委员充分提问，会议主持人最后提问。

◆ 委员应当围绕当前的审查研究，对所关注的问题进行提问。

◆ 委员不宜在提问过程中给出个人评论性意见或建议。

◆ 委员的提问不要打断其他人的发言。

◆ 主要研究者应当对提问做出答复和/或澄清，委员可以追问。

◆ 独立顾问就审查研究的咨询问题陈述意见，并回答委员的问题。

◆ 与审查研究存在利益冲突的委员可以发表意见并在必要时回答其他委员的提问。

◆ 研究者可以补充回答委员的提问。

## 5.5 会议审查：讨论

◆ 审查研究进入讨论环节，主要研究者、研究者、独立顾问、与审查研究存在利益冲突的委员应当离场。

◆ 会议主持人首先安排主审委员概述其审查意见，包括定期审查频率。如果主审委员不能参加会议，由秘书或一位委员朗读主审委员的审查意见。会议主持人有序安排其他委员讨论发言，会议主持人最后发表自己的意见。

◆ 委员讨论发言应当明确阐述自己的审查意见并说明理由。

◆ 委员每次发言一般不要超过会议主持人限定的时间（例如不超过 5 分钟），就同一问题发表意见的次数不超过 2 次。

◆ 在讨论过程中，委员应当充分尊重不同的意见，不能打断其他人的发言，不能质疑动机。

◆ 会议主持人在每位委员讨论发言后，应当征求其他委员的不同意见。委员的不同意见都应当在会议上发表。会议主持人应当尊重所有委员的意见，鼓励各种不同意见充分发表，平衡安排持不同意见委员的发言机会，安排足够的时间进行充分的讨论。

◆ 如有多个事项的意见不能达成一致，委员无法以一次表决完整表达自己的选项（例如，委员讨论对三项修改意见不能达成一致，有的委员仅同意修改其中一项或两项，无法以一次表决来表达哪个需要修改，哪个不需要修改），会议主持人可以先安排逐项表决，按多数意见形成修改意见，然后提交审查决定的表决。秘书应当详细记录与审查决定一致的意见。

◆ 最后，会议主持人应当概括审查讨论所形成的意见，包含定期审查频率，提请审查决定的表决。

## 5.6 会议审查：表决

◆ 决定的程序

◇ 表决的委员：参加表决的委员应当符合法定人数。只有全程参加会议审查的报告、提问、答

疑和讨论的委员才能对该研究表决。有利益冲突退出会议审查表决的委员，不计入法定人数。如果在会议期间委员人数不再符合法定人数，在恢复法定人数之前不能表决。秘书负责确认表决的委员是否符合法定人数。

◇ 表决的方式：纸质投票表决或电子投票表决。委员在 AF/47/1.0 投票单上选择审查意见，签字并注明日期。委员不能投弃权票，不能委托表决。

◇ 表决的选项：同意，必要的修改后同意，必要的修改后重审，不同意，暂停或终止已批准的研究。

◇ 决定的票数：审查决定应当超过伦理委员会委员组成人数的半数。如果各种审查意见都不足半数，应当考虑补充文件或信息后，重新审查讨论。

◇ 会议审查的计票：秘书回收和汇总投票单，填写 AF/48/1.0 会议审查决定表，报告表决结果。

◆ 决定意见的定义

◇ 同意：同意研究，或同意修正案，或同意研究继续进行，或同意研究完成。

◇ 必要的修改后同意：要求对研究方案及附件进行明确具体的、较小的修改或澄清，主要研究者修改后再次送审。

◇ 必要的修改后重审：要求补充重要的审查文件，做出重要的修改，或提出原则性的修改意见，修改的结果具有很大的不确定性。

◇ 不同意：不同意研究方案，或不同意修正案。

◇ 暂停或终止已批准的研究：暂停是指伦理委员会暂时停止已同意研究的部分或所有活动。终止是指伦理委员会永久停止已同意研究的所有活动。此外，还包括伦理委员会"同意"主要研究者提出的暂停或终止已批准的研究。

◆ 决定意见的标准

◇ 同意：符合伦理审查同意研究的标准：

✦ 研究具有科学价值和社会价值，不违反法律法规的规定，不损害公共利益。

✦ 研究参与者的风险最小化。

➢ 通过采用与合理的研究设计相一致，且避免研究参与者暴露于不必要风险的研究程序，使研究参与者的风险减少到最低限度。

➢ 在任何适当的情况下，通过采用研究参与者参加研究需要执行的程序，使研究参与者的风险减少到最低限度。

✦ 研究参与者的风险与其参加研究的预期获益（如有）以及可以合理预期产生的知识的重要性相比是合理的。

✦ 在适当的情况下，研究有合适的数据安全监查计划。

✦ 基于对研究目的、进行研究的环境、涉及弱势人群研究的特殊问题、选择标准和招募程序的考虑，确认研究参与者的选择是公平的。

✦ 将征求每位潜在研究参与者或其监护人的知情同意，获取知情同意过程的计划安排和知情同意文件提供的信息符合规范要求，并有适当的文件证明知情同意，例如知情同意书。

✦ 在适当的情况下，研究有合适的规定以保护研究参与者的隐私和个人信息。

✦ 在适当的情况下，研究有合适的规定以维护信息数据的机密性。

✦ 涉及弱势人群的研究，应当具有相应的特殊保护措施，以保护这些研究参与者的权益和安全。

✦ 研究机构和主要研究者能够胜任。

✦ 研究结果发布方式、内容、时间合理。

✦ 研究者遵守科研规范与诚信。

◇ 必要的修改后同意：要求对研究方案及其附件进行明确具体的、较小的修改或澄清，以满足同意研究的标准。

◇ 必要的修改后重审：需要补充重要的审查文件，做出重要的修改，或提出原则性的修改意见，以满足同意研究的标准。

◇ 不同意：研究本身不符合伦理审查同意研究的标准，或即使通过修改研究方案或补充审查文件，也无法满足同意研究的标准。

◇ 暂停或终止已批准的研究：研究不再满足或难以确定是否继续满足同意研究的标准。研究过程中出现重大问题，需要暂停后进行再次评估。"暂停研究"可以仅仅是暂停入组新的研究参与者。伦理委员会可以暂停或终止对研究参与者造成非预期的严重损害的研究，或未遵守法规和伦理委员会要求的偏离方案。

## 6. 相关文件

◆ IRB GL/04/1.0 审查会议规则

◆ IRB SOP/09/1.0 会议准备

◆ IRB SOP/11/1.0 会议记录

## 7. 附件表格

◆ AF/07/1.0 保密承诺

◆ AF/46/1.0 会议签到表

◆ AF/47/1.0 投票单

◆ AF/48/1.0 会议审查决定表

文件编号：IRB SOP/11/1.0

# 会议记录

1.目的

为使伦理委员会办公室对审查会议的记录工作有章可循，特制定本规程，以从程序上保证能够通过会议记录追溯会议的全过程。

2.范围

本 SOP 适用于送审研究的审查阶段，伦理委员会秘书的审查会议记录工作。

3.职责

3.1　伦理委员会秘书

◆ 负责会议的会议笔记和/或现场录音。

◆ 整理会议记录。

3.2　会议主持人

◆ 审核、签署会议记录。

◆ 主任委员因故没有主持会议时，由副主任委员或授权的委员担任会议主持人，并审核、签署会议记录。

4.流程图

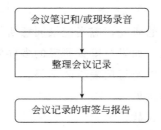

5.流程的操作细则

5.1　会议笔记和/或现场录音

◆ 秘书负责审查会议的会议笔记和/或现场录音。如果无法完整及时记录全部会议笔记，应当同时采取现场录音。会议笔记的信息：

　◇ 记录声明与研究存在利益冲突的委员。

　◇ 记录没有参与会议审查表决的委员，以及退出的原因，例如某研究某委员因利益冲突退出，或讨论时因故退场。

　◇ 记录会议审查的提问与答疑，审查讨论的问题，会议主持人概括的审查意见，投票表决结果。

5.2　整理会议记录

◆ 秘书根据会议笔记和/或现场录音，按会议报告和会议审查的顺序，使用电脑办公软件，将参会委员是否对会议报告有异议，以及会议审查的提问、答疑、讨论和表决整理成精练、易懂的会议记录，形成 AF/49/1.0 会议记录。

◆ 会议记录：一般信息

　◇ 伦理委员会名称。

◇ 会议日期，起止时间，地点。

◇ 会议主持人。

◇ 出席会议的人员姓名，包括委员、独立顾问、秘书、办公室主任及其他人员。

◆ 会议记录：会议报告

◇ 上次会议记录：记录委员提出的修正意见。

◇ 免除审查（如有）：研究名称，受理号，主要研究者，审查类别，审查意见。

◇ 简易审查（如有）：研究名称，受理号，主要研究者，审查类别，主审委员，审查意见。

◇ 实地访查（如有）：研究名称，主要研究者，研究机构，访查发现，访查意见。

◇ 研究参与者抱怨（如有）：研究名称，主要研究者，非预期问题，处理意见。

◆ 会议记录：会议审查

◇ 一般信息：审查类别，研究名称，受理号，主要研究者，主审委员，独立顾问（如有）。

◇ 记录存在利益冲突而退出的或讨论时因故退场的委员姓名。

◇ 记录审查的提问和答疑。

◇ 记录讨论的问题，不同意见与理由，及其解决的结果，例如委员讨论了补偿款是否会对未成年人及其父母产生不正当影响，确定 50 元的玩具礼品券比直接支付现金更合适，且不会造成过度劝诱。即使委员对争议问题的讨论和解决的结果与研究方案的规定是一致的，会议记录仍然应当概述存在不同意见问题的讨论和解决结果。

◇ 记录具体的修改意见及其理由。

◇ 记录不同意的理由。

◇ 变更或免除知情同意，应当记录同意所依据的标准、该研究的特定理由，以证明变更或免除知情同意的合规性。

◇ 涉及孕妇、胎儿、未成年人的研究，应当记录同意所依据的标准。

◇ 记录讨论所形成的审查意见。如果对审查研究的多项修改均存在不同意见，应当记录对每一修改意见逐项表决的建议，以及每项表决的结果。

◇ 记录会议主持人概括的审查意见。

◇ 记录表决委员是否符合法定人数。

◇ 记录审查决定的表决结果。按会议审查的研究，记录 AF/48/1.0 会议审查决定表，并将审查研究的投票单粘贴在对应的会议审查决定表上。

◇ 应当详细记录与审查决定不一致的意见。

◇ 记录确定的定期审查的频率。

◇ 会议记录的整理秘书签字并注明日期。

5.3 会议记录的审签与报告

◆ 审签：会议主持人审核、签署会议记录。主任委员因故没有主持审查会议时，由会议主持人审核、签署会议记录。

◆ 报告：会议记录安排在下次审查会议时报告。

6. 相关文件

无。

7. 附件表格

◆ AF/48/1.0 会议审查决定表

◆ AF/49/1.0 会议记录

# 传达决定

文件编号：IRB SOP/12/1.0

## 传达审查决定

### 1.目的

为使伦理委员会起草审查决定文件、审签决定文件、传达审查决定的工作有章可循，特制定本规程，以从程序上保证伦理委员会办公室能够有效、及时传达审查决定。

### 2.范围

本 SOP 适用于送审研究的传达决定阶段，伦理委员会办公室传达审查决定文件的工作。

### 3.职责

#### 3.1 伦理委员会秘书

◆ 起草审查决定文件。

◆ 传达审查决定。

#### 3.2 主任委员

◆ 主任委员审核免除审查的决定文件，签字并注明日期。

◆ 主任委员审核简易审查的决定文件，签字并注明日期。

◆ 会议主持人审核会议审查的决定文件，签字并注明日期。

◆ 主任委员因故没有主持审查会议时，由副主任委员或授权的委员担任会议主持人，并审核、签署会议审查的决定文件。

### 4.流程图

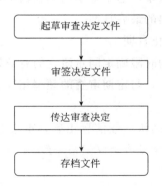

### 5.流程的操作细则

#### 5.1 起草审查决定文件

秘书依据免除审查工作表或修正案审查工作表起草免除审查的决定文件，依据简易审查主审综合意见起草简易审查的决定文件，依据会议记录起草会议审查的决定文件。

◆ 决定文件的类别

◇ 伦理审查批件：肯定性决定，并且审查类别属于初始审查或初始审查后的复审，采用 AF/51/1.0 伦理审查批件。

◇ 伦理审查意见：其他所有决定，采用 AF/50/1.0 伦理审查意见。

◆ 决定文件的基本信息

◇ 伦理审查批件的基本信息包括：审查批件号（同"受理号"），研究名称，研究来源，主要研究者，研究机构，审查类别，审查方式，审查委员，伦理审查批件送审文件，（伦理审查批件）批准文件（研究方案、知情同意书、招募广告等，均应当注明版本号和版本日期），主任委员或其授权的副主任委员或委员签发并注明日期，伦理审查批件的有效期，伦理委员会的名称（盖章）、地址和联系方式。

◇ 伦理审查意见的基本信息包括：审查意见号（同"受理号"），研究名称，研究来源，主要研究者，研究机构，审查类别，审查方式，审查委员，伦理审查意见送审文件（研究方案、知情同意书、招募广告等，均应当注明版本号和版本日期），审查意见，主任委员或其授权的副主任委员或委员签发并注明日期，伦理审查意见的定期审查频率，伦理委员会的名称（盖章）、地址和联系方式。

◆ 合规性声明：伦理委员会的组织和运行符合现行的法律法规的声明。

◆ 决定文件的审查意见

　　◇ 肯定性决定（同意）：告知批准的事项，对主要研究者实施研究的要求以及跟踪审查的要求。

　　◇ 条件性决定（必要的修改后同意或必要的修改后重审）：具体说明修改的文件和意见，以及修改后提交复审的程序。

　　◇ 否定性决定（不同意，暂停或终止已经批准的研究）：必须清楚地说明否定的理由和伦理审查的相关考虑，并告知主要研究者如有不同意见，可就有关事项做出解释，提交复审申请。

◆ 定期审查的频率，并标注起止日期

　　◇ 不调整定期审查频率的起止日期的计算方法：起始日期以初始审查同意研究的伦理审查批件的签发日期为准，截止日期是期限内的最后日期。例如，初始审查的伦理审查批件签发日期是 2023 年 9 月 9 日，如果定期审查的频率为 12 个月，截止日期是 2024 年 9 月 8 日。如果定期审查同意研究继续进行，起始日期以上次的截止日期的次日为准，即 2024 年 9 月 9 日。

　　◇ 调整定期审查频率的起止日期的计算方法：如果修正案审查、安全性审查、偏离方案审查，决定中途调整定期审查的频率，起始日期以调整的伦理审查意见签发日期为准，截止日期是调整的伦理审查意见期限内的最后日期。

◆ 同意研究的有效期，并标注起止日期

　　◇ 采用与定期审查频率相同的时限确定同意研究的有效期。

　　◇ 有效期起止日期的计算方法，与定期审查的频率相同。

◆ 伦理委员会办公室的联系方式。

◆ 起草的审查决定文件需核对，确认一般信息正确，审查意见内容与免除审查工作表或修正案审查工作表、简易审查主审综合意见或会议记录一致。

5.2 审签决定文件

◆ 秘书核对审查决定文件基本信息的正确性、审查意见的规范性与完整性。

◆ 主任委员审签免除审查的决定文件，签字并注明日期。

◆ 主任委员审签简易审查的决定文件，签字并注明日期。

◆ 会议主持人（主任委员或其授权的副主任委员、委员）审签会议审查的决定文件，签字并注明日期。

5.3 传达审查决定

◆ 制作决定文件

　　◇ 原件份数：一般主要研究者、伦理委员会各 1 份。如果主要研究者特别要求增加若干份复印件，应当予以满足。

◇ 复印：以主任委员或审查会议主持人签字并注明日期的审查决定文件作为原件，复印所需的份数。

◇ 盖章：原件和复印件均加盖伦理委员会的红章。一份伦理审查决定文件的原件应当给审查研究的主要研究者。另一份原件由伦理委员会办公室存入审查研究文件档案。

◆ 传达对象

◇ 通知主要研究者领取审查决定文件，收件人在 AF/52/1.0 伦理审查决定文件签收表上签收。

◆ 传达时限

◇ 免除审查：审查决定后应当及时传达，最长不超过 3 个工作日，其中应急的免除审查应当立即传达。

◇ 简易审查：审查决定后应当及时传达，最长不超过 3 个工作日，其中应急的简易审查应当立即传达。

◇ 会议审查：审查决定后 5 个工作日内完成决定的传达，其中应急的会议审查应当立即传达。

◇ 如果主要研究者要求提前传达"同意"的决定，应当尽快传达。

5.4　存档文件

审查决定文件归入审查研究文件档案。

6. 相关文件

无。

7. 附件表格

◆ AF/50/1.0 伦理审查意见

◆ AF/51/1.0 伦理审查批件

◆ AF/52/1.0 伦理审查决定文件签收表

# 存档文件

文件编号：IRB SOP/13/1.0

## 存档审查文件

1.目的

为使伦理委员会办公室回收、处理、存档审查文件的工作有章可循，特制定本规程，以从程序上保证办公室对送审研究的文件档案管理工作符合规范要求。

2.范围

本 SOP 适用于送审研究的文件存档阶段，伦理委员会办公室存档审查文件的工作。

3.职责

3.1　伦理委员会秘书

◆ 回收送审研究的送审文件，审查工作表和独立顾问咨询工作表。

◆ 存档一份送审文件，存档审查工作表和独立顾问咨询工作表。

◆ 处理其余的送审文件。

4.流程图

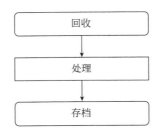

5.流程的操作细则

5.1　回收

◆ 秘书负责回收免除审查、简易审查和会议审查的审查文件。

◆ 主审文件

◇ 回收主审委员的送审文件，确认与审查研究送达主审委员的文件份数一致。

◇ 回收主审委员的审查工作表，确认主审委员填写并签署了审查工作表。

◆ 预审文件

◇ 回收委员的送审文件，确认与送达预审的会议审查文件份数一致。

◆ 咨询文件

◇ 回收独立顾问的咨询文件，确认与咨询的审查研究送达咨询的文件份数一致。

◇ 回收咨询的审查研究的独立顾问咨询工作表，确认独立顾问填写了独立顾问咨询工作表，以及签署了利益冲突声明（委员，独立顾问）和保密承诺。

5.2　处理

◆ 处理送审文件

◇ 除保留一份加盖"受理章"的送审文件原件外，其余销毁。

◇ 如果主要研究者要求返还审查后多余的送审文件，应当予以满足。

◆ 审查同意的文件加盖"审查同意章"

　　◇ 加盖"受理章"的送审文件中、经伦理审查同意的文件右上角加盖"审查同意章"。

◆ 复印会议签到表

　　◇ 以会议签到表为原件，按会议审查的研究数复印相应的份数。会议签到表复印件下面标注：与会议签到表原件核对一致。秘书签字并注明日期。

　　◇ 如果审查研究文件档案不要求重复存档会议签到表，可以不复印会议签到表。

◆ 制作审查研究的会议记录复印件

　　◇ 以会议主持人审核签字的会议记录为原件，按照会议审查的研究，分别摘录其中的一般信息和研究的审查信息，形成审查研究的会议记录复印件。

　　◇ 审查研究的会议记录复印件下面标注：与会议记录原件对应的审查研究记录核对一致。秘书签字并注明日期。

　　◇ 如果审查研究文件档案不要求重复存档审查研究的会议记录，可以不制作审查研究的会议记录复印件。

5.3 存档

◆ 会议文件夹

　　◇ 会议日程，会议签到表原件，（经会议审核确认）会议记录原件。

◆ 审查研究文件档案：按审查研究存档。每一审查研究按送审类别的时间先后排序，采用分隔页区分不同的审查类别。

◆ 免除审查的存档文件清单

　　◇ 送审文件：加盖"受理章"的送审文件，其中审查同意的文件加盖"审查同意章"。

　　◇ 免除审查工作表和/或修正案审查工作表。

　　◇ 伦理审查决定文件原件：主任委员签署的伦理审查批件和/或伦理审查意见，加盖伦理委员会的红章。

◆ 简易审查的存档文件清单

　　◇ 送审文件：加盖"受理章"的送审文件，其中审查同意的文件加盖"审查同意章"。

　　◇ 审查工作表，独立顾问咨询工作表（如有）。

　　◇ 简易审查主审综合意见。

　　◇ 伦理审查决定文件原件：主任委员签署的伦理审查批件和伦理审查意见，加盖伦理委员会的红章。

◆ 会议审查的存档文件清单

　　◇ 送审文件：加盖"受理章"的送审文件，其中审查同意的文件加盖"审查同意章"。

　　◇ 审查工作表，独立顾问咨询工作表（如有）。

　　◇ 会议签到表复印件（如果要求审查研究存档）。

　　◇ 会议审查决定表（含投票单）。

　　◇ 审查研究的会议记录复印件（如果要求审查研究存档）。

　　◇ 伦理审查决定文件原件：会议主持人签署的伦理审查批件和伦理审查意见，加盖伦理委员会的红章。

◆ 建立或更新审查研究文件档案的目录。

　　◇ 每次审查结束后，存档审查研究文件档案时，同时建立或更新审查研究文件档案的目录。

6.相关文件

无。

7.附件表格

无。

# 第四类　伦理审查的类别

文件编号：IRB SOP/14/1.0

## 初始审查

**1.目的**

为使伦理委员会初始审查的受理、准备、审查、传达决定、存档文件的工作有章可循，特制定本规程，以从程序上保证初始审查工作的规范性。

**2.范围**

涉及人类研究参与者的研究的伦理审查，应当在研究开始前提交伦理审查申请，经批准后方可实施。"初始审查申请"是指首次向伦理委员会提交的审查申请。

本 SOP 适用于伦理委员会对初始审查申请所进行的伦理审查。

**3.职责**

**3.1　伦理委员会办公室**

◆ 秘书受理送审文件。

◆ 办公室主任或具有一定资历的秘书负责决定审查方式，选择主审委员，选择独立顾问。

◆ 秘书为委员审查、独立顾问咨询提供服务。

◆ 秘书传达决定。

◆ 秘书存档文件。

**3.2　主审委员**

◆ 会前审查主审研究的送审文件，填写主审工作表。

◆ 如果对所审查的研究存在专业、伦理、法律疑问或需要面对研究特殊人群等问题的，可向伦理委员会办公室要求聘请独立顾问。

◆ 在会议审查的讨论环节首先发表自己的审查意见。

◆ 承担委员的伦理审查职责。

**3.3　独立顾问**

◆ 主审委员或伦理委员会办公室提出专业、伦理、法律或研究参与者社会文化背景等问题，独立顾问根据问题给予解答，并填写独立顾问咨询工作表。

◆ 如果需要，独立顾问可受邀参加审查会议，陈述咨询问题的意见和回答委员的提问。

**3.4　委员**

◆ 会前对会议审查的文件进行预审。

◆ 参加会议报告的审查。

◆ 参加会议审查的提问和讨论，发表审查意见。

◆ 以投票方式参加审查决定的表决。

**3.5　主任委员**

◆ 主持审查会议。

◆ 审签会议记录。

◆ 审核、签发审查决定文件。

◆ 承担委员的伦理审查职责。

4. 流程图

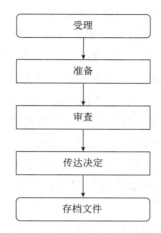

5. 流程的操作细则

5.1 受理

◆ 秘书审核确认送审文件的完整性

◇ 初始审查的送审文件：研究文件诚信承诺书，AF/14/1.0 初始审查申请表，研究方案，知情
同意书，招募广告，提供给研究参与者的其他书面文件，病例报告表或记录表，研究者手
册，现有的安全性文件，包含研究参与者补偿和支付信息的文件，主要研究者、研究者履历
及资格的证明文件，研究所涉及的相关机构的合法资质证明，研究经费来源说明，生物样
本、信息数据的来源证明，科学性论证意见，AF/06/1.0 利益冲突声明（主要研究者，研究
者），伦理委员会履行其职责所需的其他文件（例如其他伦理委员会对研究的修改意见或
否定性意见），伦理委员会认为需要提交的其他相关文件。

◆ 秘书审核确认送审文件的以下要素

◇ 初始审查申请表应当填写正确、完整，主要研究者签字并注明日期。

◇ 研究方案、知情同意书、招募广告、提供给研究参与者的其他书面文件、病例报告表或记录
表、研究者手册等送审文件的版本号和版本日期标注正确。

◇ 主要研究者和研究者履历信息齐全，是最新的，本人签字并注明日期。

◇ 主要研究者已在送审文件上签字并注明日期。

◇ 如果没有电子审查系统，纸质送审文件的份数与伦理委员会参会委员人数相同。

◆ 秘书受理送审研究，应当当场审核并发送补充送审文件通知，或受理通知。

◆ 受理的送审研究文件，存放在"待审"文件柜。

参见 IRB SOP/03/1.0 受理送审。

5.2 准备

◆ 决定审查方式

根据以下标准，决定送审研究的审查方式。

◇ 免除审查的标准

研究应当满足的前提是使用人的信息数据或生物样本开展涉及人的生命科学和医学研究，不对人体
造成伤害、不涉及敏感个人信息或商业利益的，可以免除审查。符合以下情形的可以免除审查：

◆ 利用合法获得的公开数据，或通过观察且不干扰公共行为产生的数据进行研究的。

◆ 使用匿名化的信息数据开展研究的。

◆ 使用已有的人的生物样本开展研究，所使用的生物样本来源符合相关法规和伦理准则，研究相关内容和目的在规范的知情同意范围内，且不涉及使用人的生殖细胞、胚胎和生殖性克隆、嵌合、可遗传的基因操作等活动的。

◆ 研究者使用生物样本库来源的人源细胞株或细胞系等开展研究，研究相关内容和目的在提供方授权范围内，且不涉及人胚胎和生殖性克隆、嵌合、可遗传的基因操作等活动的。

属于涉及人类研究参与者的研究（即不包括不被视为研究或不使用研究参与者的研究），但不属于涉及人的生命科学和医学研究。除非法律、管理部门或研究机构负责人另有要求，且研究风险不大于最小风险，并有相应的风险控制和应对措施。符合以下情形的可以免除审查：

◆ 在既定的或普遍接受的教育环境中进行的研究，具体涉及正常的教育实践，不会对学生学习规定的教育内容的机会或对提供教学的教育者的评估产生不利影响。这包括大多数关于常规教育和特殊教育教学策略的研究，以及关于教学技巧、课程或课堂管理方法的有效性或比较的研究。

◆ 仅包括涉及教育测试（认知测试、诊断测试、能力测试、成绩测试）、调查程序、访谈程序或对公众行为的观察（包括视觉或听觉记录）的互动研究，且至少符合下列标准之一：

➢ 所获得的信息由研究者记录，其记录方式使人无法直接或通过与研究参与者相关的识别信息轻易确定研究参与者的身份。

➢ 在研究之外披露研究参与者的任何反应都不会合理地使研究参与者面临刑事或民事责任风险，也不会损害研究参与者的财务状况、就业能力、教育进步或名誉。

◆ 食品口味和质量评价以及消费者接受性研究，且至少符合下列标准之一：

➢ 研究用健康食品不含添加剂。

➢ 研究用食品所含食品添加剂在安全范围，且不超过国家有关部门标准，或化学农药或环境污染物含量不超出国家有关部门的安全范围。

◇ 免除审查转为简易审查或会议审查

◆ 免除审查如果是否定性意见，例如"不符合免除审查的标准"。

◆ 主任委员提出需要简易审查或会议审查。

◇ 简易审查的标准

◆ 研究参与者风险不大于最小风险，不涉及弱势人群和隐私及敏感性问题。例如：

➢ 手指、脚后跟、耳垂的血样采集。

➢ 静脉采血在考虑年龄、体重、健康状况、采血程序、采血总量和采血频率等因素后，判断不大于最小风险。

➢ 通过无创手段，前瞻性采集用于研究的生物样本（例如头发、指甲、唾液、痰液、菌群等）。

➢ 通过临床实践常规的非侵入性手段进行的信息数据采集（不涉及全麻、镇静、X线或微波的手段；如果使用医疗器械，必须是经过批准上市的医疗器械，例如磁共振成像仪、心电图仪、脑电图仪、温度计、超声仪、红外诊断成像仪、多普勒血流检测仪、超声心电图仪等）。

➢ 因研究目的而进行的声音、视频、数字或影像记录的信息数据采集。

➢ 利用既往收集的信息数据或生物样本的研究。

➢ 采用调查、访谈方式的研究。

　　◇ 简易审查转为会议审查
　　　　✦ 简易审查意见是"必要的修改后重审"。
　　　　✦ 主审委员提出需要会议审查。
　　◇ 会议审查的标准
　　　　✦ 研究参与者风险大于最小风险，或涉及弱势人群和隐私及敏感性问题的研究。

参见 IRB SOP/04/1.0 选择审查方式。

◆ 主审委员的选择
　　◇ 初始审查选择 2 名主审委员，选择生命科学、医药专业背景委员主审研究方案，优先选择非生命科学、非医药专业背景委员主审知情同意书。
　　◇ 秘书为主审委员准备研究初始审查的整套送审文件，以及 AF/29/1.0 方案审查工作表，根据研究设计类型以及是否涉及紧急情况下无法获得知情同意的研究，是否申请免除知情同意或变更知情同意，准备相应的知情同意书审查工作表（见"7. 附件表格"）。

参见 IRB SOP/05/1.0 选择主审委员。

◆ 独立顾问的选择
　　◇ 办公室主任或具有一定资历的秘书发现送审研究与主审委员的专业背景有很大的差异，存在需要咨询的伦理、法律等问题，确定邀请独立顾问的事宜。适当时，与主审委员协商确定咨询问题。
　　◇ 主审委员在主审过程中发现存在专业、伦理、法律等需要咨询的审查问题，可以向伦理委员会办公室提出邀请独立顾问。
　　◇ 秘书为独立顾问准备并及时送达审查研究的咨询问题相关的送审文件，以及 AF/43/1.0 独立顾问咨询工作表。

参见 IRB SOP/06/1.0 选择独立顾问。

5.3　审查

◆ 审查程序
　　◇ 免除审查：参见 IRB SOP/07/1.0 免除审查。
　　◇ 简易审查：参见 IRB SOP/08/1.0 简易审查。
　　◇ 会议审查：参见 IRB SOP/09/1.0 会议准备、IRB SOP/10/1.0 会议审查、IRB SOP/11/1.0 会议记录。

◆ 审查要素

所有涉及人类研究参与者的研究，不论其经费来源、研究类型，或研究实施地点，都应当采用相同的标准进行审查。简易审查同意研究的标准与会议审查相同。

伦理审查同意研究的标准：
　　◇ 研究具有科学价值和社会价值。
　　◇ 研究参与者的风险最小化。
　　　　✦ 通过采用与合理的研究设计相一致的研究程序，且避免研究参与者暴露于不必要风险的研究程序，使研究参与者的风险减少到最低限度。
　　　　✦ 在任何适当的情况下，通过采用研究参与者参加研究需要执行的程序，使研究参与者的风险减少到最低限度。
　　◇ 研究参与者的风险与其参加研究的预期获益（如有）以及可以合理预期产生的知识的重要性相比是合理的。
　　◇ 在适当的情况下，研究有合适的数据安全监查计划。

◇ 基于对研究目的、进行研究的环境、涉及弱势人群研究的特殊问题、选择标准和招募程序的考虑，确认研究参与者的选择是公平的。

◇ 将征求每位潜在研究参与者或其监护人的知情同意，获取知情同意过程的计划安排和知情同意文件提供的信息符合规范要求，并有适当的文件证明知情同意。

◇ 在研究参与者发生研究相关损害的情况下，有合适的后续医疗、随访安排和补偿、赔偿。

◇ 在适当的情况下，研究有合适的规定以保护研究参与者的隐私和个人信息。

◇ 在适当的情况下，研究有合适的规定以维护信息数据的机密性。

◇ 在弱势人群、特殊疾病人群、特定地区人群或族群的考虑中，当部分或所有研究参与者可能容易受到胁迫或不当影响时，研究应当包括附加的保护措施，以保护这些研究参与者的权益和安全。

◆ 审查决定

◇ 审查意见：同意（同意研究），必要的修改后同意，必要的修改后重审，不同意。

◇ 定期审查频率：根据研究的风险程度，确定定期审查的频率，最长不超过 12 个月（免除审查除外）。

◇ 伦理审查同意研究的有效期：审查决定为"同意"的，同意研究的有效期与定期审查频率相同。

## 5.4 传达决定

◆ 传达形式

◇ 同意的决定以"伦理审查批件"的形式传达。

◇ 必要的修改后同意、必要的修改后重审、不同意的决定以"伦理审查意见"的形式传达。

◆ 传达时限：审查决定后 5 个工作日内完成决定的传达。应急的伦理审查的研究，审查决定后应当立即传达。

参见 IRB SOP/12/1.0 传达审查决定。

## 5.5 存档文件

◆ 初始审查过程中形成、累积和保存的文件，及时存档，建立新研究文件档案目录。

◆ 免除审查的研究存档文件：研究送审文件，免除审查工作表，伦理审查决定文件。

◆ 简易审查的研究存档文件：研究送审文件，方案审查工作表，知情同意书审查工作表，简易审查主审综合意见，伦理审查决定文件。

◆ 会议审查的研究存档文件：研究送审文件，方案审查工作表，知情同意书审查工作表，独立顾问咨询工作表，会议签到表复印件（如有），会议审查决定表（含投票单），会议记录复印件（如有），伦理审查决定文件。

参见 IRB SOP/13/1.0 存档审查文件。

## 6. 相关文件

◆ IRB SOP/03/1.0 受理送审

◆ IRB SOP/04/1.0 选择审查方式

◆ IRB SOP/05/1.0 选择主审委员

◆ IRB SOP/06/1.0 选择独立顾问

◆ IRB SOP/07/1.0 免除审查

◆ IRB SOP/08/1.0 简易审查

◆ IRB SOP/09/1.0 会议准备

◆ IRB SOP/10/1.0 会议审查

◆ IRB SOP/11/1.0 会议记录

◆ IRB SOP/12/1.0 传达审查决定

◆ IRB SOP/13/1.0 存档审查文件

7. 附件表格

◆ AF/06/1.0 利益冲突声明（主要研究者，研究者）

◆ AF/14/1.0 初始审查申请表

◆ AF/29/1.0 方案审查工作表

◆ AF/30/1.0 知情同意书审查工作表（干预性研究）

◆ AF/31/1.0 知情同意书审查工作表（观察性研究）

◆ AF/32/1.0 知情同意书审查工作表（可识别的信息数据或生物样本的二次使用的研究）

◆ AF/33/1.0 知情同意书审查工作表（可识别的信息数据或生物样本的研究的泛知情同意）

◆ AF/34/1.0 知情同意书审查工作表（免除知情同意）

◆ AF/35/1.0 知情同意书审查工作表（变更知情同意）

◆ AF/43/1.0 独立顾问咨询工作表

文件编号：IRB SOP/15/1.0

# 修正案审查

## 1.目的

为使伦理委员会修正案审查的受理、准备、审查、传达决定、存档文件的工作有章可循，特制定本规程，以从程序上保证修正案审查工作的质量。

## 2.范围

在研究过程中如果变更主要研究者，对研究方案、知情同意书、招募广告等的任何修改，应当向伦理委员会提交修正案审查申请，经批准后执行。为避免研究对研究参与者的即刻危险，主要研究者可以在伦理委员会批准前修改研究方案，事后应当将修改研究方案的情况及原因，以修正案审查申请的方式及时提交伦理委员会审查。

本 SOP 适用于伦理委员会对修正案审查申请所进行的修正案审查。

## 3.职责

### 3.1 伦理委员会办公室

◆ 秘书受理送审文件。

◆ 办公室主任或具有一定资历的秘书负责决定审查方式，选择主审委员，选择独立顾问。

◆ 秘书为委员审查、独立顾问咨询提供服务。

◆ 秘书传达决定。

◆ 秘书存档文件。

### 3.2 主审委员

◆ 会前审查主审研究的送审文件，填写审查工作表。

◆ 作为会议审查主要发言人，在讨论环节首先发表审查意见。

◆ 承担委员的伦理审查职责。

### 3.3 独立顾问

◆ 会前审阅咨询研究的送审文件，填写独立顾问咨询工作表。

◆ 受邀参加审查会议，陈述咨询问题的意见。

### 3.4 委员

◆ 会前对会议审查的文件进行预审。

◆ 参加会议报告的审查。

◆ 参加会议审查的提问和讨论，发表审查意见。

◆ 以投票方式参加审查决定的表决。

### 3.5 主任委员

◆ 主持审查会议。

◆ 审签会议记录。

◆ 审核、签发伦理审查意见。

◆ 承担委员的伦理审查职责。

4.流程图

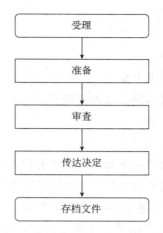

5.流程的操作细则

5.1　受理

◆ 秘书审核确认送审文件的完整性

　　◇ 修正案审查的送审文件包括：AF/18/1.0 修正案审查申请表，修正的研究方案，知情同意书，招募广告，提供给研究参与者的书面文件，以及需要伦理委员会审查同意的其他修正文件。

◆ 秘书审核送审文件的以下要素

　　◇ 修正案审查申请表填写正确、完整，主要研究者签字并注明日期。

　　◇ 修正的研究方案，修正的知情同意书，修正的招募广告，修正的病例报告表或记录表，修正的提供给研究参与者的其他书面文件：已更新版本号和版本日期。

　　◇ 修正的研究方案，修正的知情同意书，修正的招募广告，修正的病例报告表或记录表，修正的提供给研究参与者的其他书面文件：以"阴影或下划线"注明修正部分，或提供带修订格式的修正文件，和/或提供修正文件的修正说明表。

◆ 秘书受理送审研究，应当当场审核并发送补充送审文件通知，或受理通知。

◆ 受理的送审研究文件，存放在"待审"文件柜。

参见 IRB SOP/03/1.0 受理送审。

5.2　准备

◆ 决定审查方式

根据以下标准，决定送审研究的审查方式。

　　◇ 免除审查的标准

　　　◆ 初始审查为免除审查的研究，研究方案的修改，不影响符合免除审查的标准。

　　◇ 简易审查的标准

　　　◆ 研究方案的较小修改，不影响同意研究的标准中的任一条款。

　　◇ 简易审查转为会议审查

　　　◆ 简易审查意见是"必要的修改后重审""暂停或终止已批准的研究"。

　　　◆ 主审委员提出需要会议审查。

　　◇ 会议审查的标准

　　　◆ 增加研究参与者风险。

　　　◆ 减少研究参与者获益。

✦ 显著影响研究实施的修改。

参见 IRB SOP/04/1.0 选择审查方式。

◆ 主审委员的选择

 ◇ 修正案审查选择 2 名主审委员。

 ◇ 优先选择该研究初始审查的主审委员。

 ◇ 秘书为主审委员准备修正案的整套送审文件和 AF/36/1.0 修正案审查工作表。

参见 IRB SOP/05/1.0 选择主审委员。

◆ 独立顾问的选择

 ◇ 办公室主任或具有一定资历的秘书发现送审研究修改后，修改的研究干预和程序的专业问题与主审委员的专业背景有很大的差异，存在需要咨询的伦理、法律等问题，确定邀请独立顾问的事宜。适当时，与主审委员协商确定咨询问题。

 ◇ 主审委员如果需要咨询专业、伦理、法律等问题，可以向伦理委员会办公室提出邀请独立顾问。

 ◇ 秘书为独立顾问准备并及时送达审查研究的咨询问题相关的送审文件，以及 AF/43/1.0 独立顾问咨询工作表。

参见 IRB SOP/06/1.0 选择独立顾问。

## 5.3　审查

◆ 审查程序

 ◇ 免除审查：参见 IRB SOP/07/1.0 免除审查。

 ◇ 简易审查：参见 IRB SOP/08/1.0 简易审查。

 ◇ 会议审查：参见 IRB SOP/09/1.0 会议准备、IRB SOP/10/1.0 会议审查、IRB SOP/11/1.0 会议记录。

◆ 审查要素：方案修正是否继续满足伦理审查同意研究的标准。

 ◇ 方案修正是否影响研究的风险。

 ◇ 方案修正是否影响研究参与者和社会的获益。

 ◇ 方案修正是否增加研究参与者参加研究的持续时间和花费。

 ◇ 如果研究已经开始，方案修正是否对已经纳入的研究参与者造成影响。

 ◇ 为避免对研究参与者造成紧急危险，在提交伦理委员会审查批准前对方案进行了修改并实施是否合理。

 ◇ 方案修正是否存在影响研究参与者继续参加研究意愿的新信息，是否有必要修改知情同意书。

 ◇ 知情同意书的修改是否需要重新获取知情同意。

◆ 审查决定

 ◇ 审查决定：同意（同意修正案），必要的修改后同意，必要的修改后重审，不同意，暂停或终止已批准的研究。

 ◇ 定期审查频率：根据修正案对研究风险程度变化的影响，决定是否调整定期审查频率，最长不超过 12 个月（免除审查除外）。

## 5.4　传达决定

◆ 传达形式：所有决定均以"伦理审查意见"的形式传达。

◆ 传达时限：审查决定后 5 个工作日内完成决定的传达。应急的伦理审查的研究，审查决定后应当立即传达。

参见 IRB SOP/12/1.0 传达审查决定。

5.5 存档文件

◆ 修正案审查过程中形成、累积、保存的文件，及时存档，更新研究文件档案目录。

◆ 免除审查的研究存档文件：研究送审文件，修正案审查工作表，伦理审查意见。

◆ 简易审查的研究存档文件：研究送审文件，修正案审查工作表，简易审查主审综合意见，伦理审查意见。

◆ 会议审查的研究存档文件：研究送审文件，修正案审查工作表，独立顾问咨询工作表，会议签到表复印件（如有），会议审查决定表（含投票单），会议记录复印件（如有），伦理审查意见。

参见 IRB SOP/13/1.0 存档审查文件。

6. 相关文件

◆ IRB SOP/03/1.0 受理送审

◆ IRB SOP/04/1.0 选择审查方式

◆ IRB SOP/05/1.0 选择主审委员

◆ IRB SOP/06/1.0 选择独立顾问

◆ IRB SOP/07/1.0 免除审查

◆ IRB SOP/08/1.0 简易审查

◆ IRB SOP/09/1.0 会议准备

◆ IRB SOP/10/1.0 会议审查

◆ IRB SOP/11/1.0 会议记录

◆ IRB SOP/12/1.0 传达审查决定

◆ IRB SOP/13/1.0 存档审查文件

7. 附件表格

◆ AF/18/1.0 修正案审查申请表

◆ AF/36/1.0 修正案审查工作表

◆ AF/43/1.0 独立顾问咨询工作表

文件编号：IRB SOP/16/1.0

# 定期审查

1.目的

为使伦理委员会定期审查的受理、准备、审查、传达决定、存档文件的工作有章可循，特制定本规程，以从程序上保证定期审查工作的质量。

2.范围

为延长伦理审查同意研究的有效期，主要研究者应当按照伦理审查批件或伦理审查意见规定的定期审查频率，在截止日期至少3周提交研究进展报告。

本SOP适用于伦理委员会对研究进展报告所进行的定期审查。

3.职责

3.1 伦理委员会办公室

◆ 秘书受理送审文件。

◆ 办公室主任或具有一定资历的秘书负责决定审查方式，选择主审委员，选择独立顾问。

◆ 秘书为委员审查、独立顾问咨询提供服务。

◆ 秘书传达决定。

◆ 秘书存档文件。

3.2 主审委员

◆ 会前审查主审研究的送审文件，填写定期审查工作表。

◆ 在会议审查的讨论环节首先发表自己的审查意见。

◆ 承担委员的伦理审查职责。

3.3 独立顾问

◆ 会前审阅咨询研究的送审文件，填写独立顾问咨询工作表。

◆ 受邀参加审查会议，陈述咨询问题的意见。

3.4 委员

◆ 会前对会议审查的文件进行预审。

◆ 参加会议报告的审查。

◆ 参加会议审查的提问和讨论，发表审查意见。

◆ 以投票方式参加审查决定的表决。

3.5 主任委员

◆ 主持审查会议。

◆ 审签会议记录。

◆ 审核、签发伦理审查意见。

◆ 承担委员的伦理审查职责。

4. 流程图

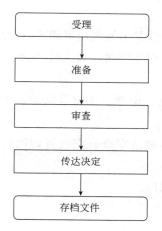

受理

↓

准备

↓

审查

↓

传达决定

↓

存档文件

5. 流程的操作细则

5.1 受理

◆ 秘书审核确认送审文件的完整性

　　◇ 定期审查的送审文件：AF/19/1.0 研究进展报告。

◆ 秘书审核确认送审文件的以下要素

　　◇ 主要研究者已在研究进展报告上签字并注明日期。

◆ 秘书受理送审研究，应当当场审核并发送补充送审文件通知，或受理通知。

◆ 受理的送审研究文件，存放在"待审"文件柜。

参见 IRB SOP/03/1.0 受理送审。

5.2 准备

◆ 决定审查方式

根据以下标准，决定送审研究的审查方式。

　　◇ 简易审查的标准

　　　　✦ 没有研究参与者入组，且未发现风险增加或获益减少。

　　　　✦ 已完成研究的相关干预，研究仅是对研究参与者的随访。

　　　　✦ 自初始审查或上次定期审查以来，没有发生增加研究参与者风险或减少研究参与者获益的非预期问题。

　　◇ 转为会议审查

　　　　✦ 简易审查意见是"必要的修改后重审""暂停或终止已批准的研究"。

　　　　✦ 主审委员提出需要会议审查。

　　◇ 会议审查的标准

　　　　✦ 增加研究参与者风险。

　　　　✦ 减少研究参与者获益。

参见 IRB SOP/04/1.0 选择审查方式。

◆ 主审委员的选择

　　◇ 定期审查选择 2 名主审委员。

　　◇ 优先选择该研究初始审查的主审委员。

　　◇ 秘书为主审委员准备整套送审文件：研究进展报告，以及 AF/37/1.0 定期审查工作表；必要时提供审查所需的其他文件。

参见 IRB SOP/05/1.0 选择主审委员。

◆ 独立顾问的选择

 ◇ 办公室主任或具有一定资历的秘书发现送审研究与主审委员的专业背景有很大的差异，存在需要咨询的专业、伦理、法律等问题，确定邀请独立顾问的事宜。适当时，与主审委员协商确定咨询问题。

 ◇ 主审委员如果需要咨询专业、伦理、法律等问题，可以向伦理委员会办公室提出邀请独立顾问。

 ◇ 秘书为独立顾问准备并及时送达审查研究的咨询问题相关的送审文件，以及 AF/43/1.0 独立顾问咨询工作表。

参见 IRB SOP/06/1.0 选择独立顾问。

5.3 审查

◆ 审查程序

 ◇ 简易审查：参见 IRB SOP/08/1.0 简易审查。

 ◇ 会议审查：参见 IRB SOP/09/1.0 会议准备、IRB SOP/10/1.0 会议审查、IRB SOP/11/1.0 会议记录。

◆ 审查要素

 ◇ 是否存在影响研究进行的情况。

 ◇ 严重不良事件或方案规定必须报告的重要医学事件是否已经及时报告。

 ◇ 与干预相关的、非预期的严重不良事件是否影响研究的风险与获益。

 ◇ 研究的风险是否超过预期。

 ◇ 研究的获益是否低于预期。

 ◇ 是否存在影响研究风险与获益的任何新信息、新进展。

◆ 审查决定

 ◇ 审查决定：同意（同意研究继续进行），必要的修改后同意，必要的修改后重审，暂停或终止已批准的研究。

 ◇ 定期审查频率：根据研究风险程度的变化情况，决定是否调整定期审查频率，最长不超过12 个月。

5.4 传达决定

◆ 传达形式：所有决定均以"伦理审查意见"的形式传达。

◆ 传达时限：在审查决定后 5 个工作日内完成决定的传达。

参见 IRB SOP/12/1.0 传达审查决定。

5.5 存档文件

◆ 定期审查过程中形成、累积、保存的文件，及时存档，更新研究文件档案目录。

◆ 简易审查的研究存档文件：研究送审文件，定期审查工作表，简易审查主审综合意见，伦理审查意见。

◆ 会议审查的研究存档文件：研究送审文件，定期审查工作表，独立顾问咨询工作表，会议签到表复印件（如有），会议审查决定表（含投票单），会议记录复印件（如有），伦理审查意见。

参见 IRB SOP/13/1.0 存档审查文件。

6.相关文件

◆ IRB SOP/03/1.0 受理送审

◆ IRB SOP/04/1.0 选择审查方式

◆ IRB SOP/05/1.0 选择主审委员
◆ IRB SOP/06/1.0 选择独立顾问
◆ IRB SOP/08/1.0 简易审查
◆ IRB SOP/09/1.0 会议准备
◆ IRB SOP/10/1.0 会议审查
◆ IRB SOP/11/1.0 会议记录
◆ IRB SOP/12/1.0 传达审查决定
◆ IRB SOP/13/1.0 存档审查文件

7.附件表格

◆ AF/19/1.0 研究进展报告
◆ AF/37/1.0 定期审查工作表
◆ AF/43/1.0 独立顾问咨询工作表

文件编号：IRB SOP/17/1.0

# 安全性审查

1. 目的

为使伦理委员会安全性审查的受理、准备、审查、传达决定、存档文件的工作有章可循，特制定本规程，以从程序上保证严重不良事件、其他潜在的严重安全性风险信息等审查工作的规范性。

2. 范围

严重不良事件是指研究过程中发生的导致死亡或者健康状况严重恶化，包括致命的疾病或者伤害、身体结构或者身体功能的永久性缺陷、需要住院治疗或者延长住院时间、需要采取医疗措施以避免对身体结构或者身体功能造成永久性缺陷；导致胎儿窘迫、胎儿死亡或者先天性异常、先天缺损等不良医学事件。主要研究者应当及时提交严重不良事件报告和其他潜在的严重安全性风险信息报告。

本 SOP 适用于伦理委员会对安全性报告所进行的审查，包括严重不良事件报告和其他潜在的严重安全性风险信息报告。

3. 职责

3.1 伦理委员会办公室

◆ 秘书受理送审文件。

◆ 办公室主任或具有一定资历的秘书负责决定审查方式，选择主审委员，选择独立顾问。

◆ 秘书为委员审查、独立顾问咨询提供服务。

◆ 秘书传达决定。

◆ 秘书存档文件。

3.2 主审委员

◆ 会前审查主审研究的送审文件，填写严重不良事件审查工作表。

◆ 在会议审查的讨论环节首先发表自己的审查意见。

◆ 承担委员的伦理审查职责。

3.3 独立顾问

◆ 会前审阅咨询研究的送审文件，填写独立顾问咨询工作表。

◆ 受邀参加审查会议，陈述咨询问题的意见。

3.4 委员

◆ 会前对会议审查的文件进行预审。

◆ 参加会议报告的审查。

◆ 参加会议审查的提问和讨论，发表审查意见。

◆ 以投票方式参加审查决定的表决。

3.5 主任委员

◆ 主持审查会议。

◆ 审签会议记录。

◆ 审核、签发伦理审查意见。

◆ 承担委员的伦理审查职责。

4.流程图

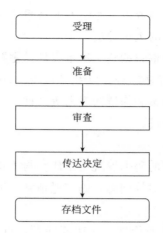

5.流程的操作细则

5.1  受理

◆ 秘书审核确认送审文件的完整性

　　◇ 严重不良事件报告。

　　◇ 其他潜在的严重安全性风险信息报告。

◆ 秘书审核确认送审文件的以下要素

　　◇ 严重不良事件报告填写正确、完整，主要研究者签字并注明日期。

◆ 秘书受理送审研究，应当当场审核并发送补充送审文件通知，或受理通知。

◆ 受理的送审研究文件，存放在"待审"文件柜。

参见 IRB SOP/03/1.0 受理送审。

5.2  准备

◆ 审查方式的选择

根据以下标准，决定送审研究的审查方式。

　　◇ 简易审查的标准

　　　　◆ 本研究机构发生的与研究干预无关（包括肯定无关和可能无关）的严重不良事件。

　　　　◆ 本研究机构发生的预期严重不良事件。

　　　　◆ 其他研究机构发生的严重不良事件，对预期的研究风险和获益以及研究的实施没有产生显著影响。

　　◇ 转为会议审查

　　　　◆ 简易审查意见是"必要的修改后重审""暂停或终止已批准的研究"。

　　　　◆ 主审委员提出需要会议审查。

　　◇ 会议审查的标准

　　　　◆ 本研究机构发生的与研究干预相关的、非预期严重不良事件。

　　　　◆ 本研究机构发生的与研究干预关系不确定的（包括很可能有关、可能有关和无法判断）、非预期严重不良事件。

　　　　◆ 其他研究机构发生的严重不良事件，可能需要重新评估研究的风险与获益。

　　　　◆ 研究过程中出现危及研究参与者安全的重大非预期问题，必要时可以考虑采取应急的会议审查的方式。

参见 IRB SOP/04/1.0 选择审查方式。

◆ 主审委员的选择

◇ 伦理委员会办公室可指定 2 名或以上医学专业背景的主审委员。

◇ 可优先选择该研究初始审查的主审委员。

◇ 秘书为主审委员准备安全性审查的整套送审文件：主要研究者提供的严重不良事件报告，其他潜在的严重安全性风险信息报告，以及 AF/38/1.0 严重不良事件审查工作表；必要时，提供当前使用版本的研究方案和知情同意书等文件。

参见 IRB SOP/05/1.0 选择主审委员。

◆ 独立顾问的选择

◇ 办公室主任或具有一定资历的秘书发现送审研究与主审委员的专业背景有很大的差异，存在需要咨询的专业、伦理、法律等问题，确定邀请独立顾问的事宜。适当时，与主审委员协商确定咨询问题。

◇ 主审委员如果需要咨询专业、伦理、法律等问题，可以向伦理委员会办公室提出邀请独立顾问。

◇ 秘书为独立顾问准备并及时送达审查研究的咨询问题相关的送审文件，以及 AF/43/1.0 独立顾问咨询工作表。

参见 IRB SOP/06/1.0 选择独立顾问。

5.3 审查

◆ 审查程序

◇ 简易审查：参见 IRB SOP/08/1.0 简易审查。

◇ 会议审查：参见 IRB SOP/09/1.0 会议准备、IRB SOP/10/1.0 会议审查、IRB SOP/11/1.0 会议记录。

◆ 审查要素

◇ 所报告的严重不良事件是否有足够的证据证明增加了研究参与者的风险。

◇ 所报告的严重不良事件是否有足够的证据证明减少了研究参与者的获益。

◇ 研究相关损害的研究参与者的后续医疗、随访安排和补偿、赔偿是否合适。

◇ 确保其他研究参与者的保护措施是合适的。

◇ 所报告的严重不良事件是否有足够的证据证明显著影响研究的实施。

◇ 是否有必要修改方案。

◇ 是否存在可能影响研究参与者继续参加研究意愿的新信息，是否有必要修改知情同意书，是否有必要重新获取知情同意。

◆ 审查决定

◇ 审查决定：同意（同意研究继续进行）、必要的修改后同意、必要的修改后重审、暂停或终止已批准的研究。

◇ 定期审查频率：根据安全性事件对研究风险程度变化的影响，必要时调整定期审查频率，最长不超过 12 个月。

5.4 传达决定

◆ 传达形式：所有决定以"伦理审查意见"的形式传达。

◆ 传达时限：审查决定后 5 个工作日内完成决定的传达。应急的伦理审查的研究，审查决定后应当立即传达。

参见 IRB SOP/12/1.0 传达审查决定。

5.5 存档文件

◆ 安全性审查过程中形成、积累、保存的文件，及时存档，更新研究文件档案目录。

◆ 简易审查的研究存档文件：研究送审文件，严重不良事件审查工作表，简易审查主审综合意见，伦理审查意见。

◆ 会议审查的研究存档文件：研究送审文件，严重不良事件审查工作表，独立顾问咨询工作表，会议签到表复印件（如有），会议审查决定表（含投票单），会议记录复印件（如有），伦理审查意见。

参见 IRB SOP/13/1.0 存档审查文件。

6. 相关文件

◆ IRB SOP/03/1.0 受理送审

◆ IRB SOP/04/1.0 选择审查方式

◆ IRB SOP/05/1.0 选择主审委员

◆ IRB SOP/06/1.0 选择独立顾问

◆ IRB SOP/08/1.0 简易审查

◆ IRB SOP/09/1.0 会议准备

◆ IRB SOP/10/1.0 会议审查

◆ IRB SOP/11/1.0 会议记录

◆ IRB SOP/12/1.0 传达审查决定

◆ IRB SOP/13/1.0 存档审查文件

7. 附件表格

◆ AF/38/1.0 严重不良事件审查工作表

◆ AF/43/1.0 独立顾问咨询工作表

文件编号：IRB SOP/18/1.0

# 偏离方案审查

1. 目的

为使伦理委员会偏离方案审查的受理、准备、审查、传达决定、存档文件的工作有章可循，特制定本规程，以从程序上保证偏离方案审查工作的质量。

2. 范围

为避免研究对研究参与者的紧急危害，主要研究者可在伦理委员会同意前偏离研究方案，事后应当及时向伦理委员会报告任何偏离已同意方案之处并作解释。

增加研究参与者风险或减少研究参与者获益的偏离方案，主要研究者应当及时向伦理委员会报告。

其他的偏离方案：可以定期汇总向伦理委员会报告。

本 SOP 适用于伦理委员会对送审研究的偏离方案报告所进行的审查。

3. 职责

3.1 伦理委员会办公室

◆ 秘书受理送审文件。

◆ 办公室主任或具有一定资历的秘书负责决定审查方式，选择主审委员，选择独立顾问。

◆ 秘书为委员审查、独立顾问咨询提供服务。

◆ 秘书传达决定。

◆ 秘书存档文件。

3.2 主审委员

◆ 会前审查主审研究的送审文件，填写偏离方案审查工作表。

◆ 在会议审查的讨论环节首先发表自己的审查意见。

◆ 承担委员的伦理审查职责。

3.3 独立顾问

◆ 会前审阅咨询研究的送审文件，填写独立顾问咨询工作表。

◆ 受邀参加审查会议，陈述咨询问题的意见。

3.4 委员

◆ 会前对会议审查的文件进行预审。

◆ 参加会议报告的审查。

◆ 参加会议审查的提问和讨论，发表审查意见。

◆ 以投票方式参加审查决定的表决。

3.5 主任委员

◆ 主持审查会议。

◆ 审签会议记录。

◆ 审核、签发伦理审查意见。

◆ 承担委员的伦理审查职责。

4. 流程图

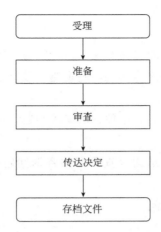

```
┌──────────────┐
│     受理     │
└──────────────┘
       │
       ↓
┌──────────────┐
│     准备     │
└──────────────┘
       │
       ↓
┌──────────────┐
│     审查     │
└──────────────┘
       │
       ↓
┌──────────────┐
│   传达决定   │
└──────────────┘
       │
       ↓
┌──────────────┐
│   存档文件   │
└──────────────┘
```

5. 流程的操作细则

5.1　受理

◆ 秘书审核确认送审文件的完整性

　　◇ 偏离方案的送审文件：AF/21/1.0 偏离方案报告。

◆ 秘书审核确认送审文件的以下要素

　　◇ 主要研究者已在偏离方案报告上签字并注明日期。

◆ 秘书受理送审研究，应当当场审核并发送补充送审文件通知，或受理通知。

◆ 受理的送审研究文件，存放在"待审"文件柜。

参见 IRB SOP/03/1.0 受理送审。

5.2　准备

◆ 决定审查方式

根据以下标准，决定送审研究的审查方式。

　　◇ 简易审查的标准

　　　　✦ 没有增加研究参与者风险或减少研究参与者获益的偏离方案。

　　◇ 转为会议审查

　　　　✦ 简易审查意见是"必要的修改后重审""暂停或终止已批准的研究"。

　　　　✦ 主审委员提出需要会议审查。

　　◇ 会议审查的标准：增加研究参与者风险或减少研究参与者获益的偏离方案。例如：

　　　　✦ 为避免研究对研究参与者紧急危害的偏离方案。

　　　　✦ 严重偏离方案：研究纳入了不符合纳入标准或符合排除标准的研究参与者，符合终止研究规定而未让研究参与者退出研究，给予错误的干预等情况；或可能对研究参与者的权益和安全，以及研究的科学价值和社会价值造成显著影响的情况。

　　　　✦ 持续偏离方案（指同一研究者的同一违规行为在被要求纠正后，再次发生），或主要研究者不配合监管，或对违规事件不予以纠正。

参见 IRB SOP/04/1.0 选择审查方式。

◆ 主审委员的选择

　　◇ 偏离方案审查选择 2 名主审委员。

　　◇ 优先选择该研究初始审查的主审委员。

　　◇ 秘书为主审委员准备偏离方案的整套送审文件：偏离方案报告，以及 AF/39/1.0 偏离方案审查工作表。

参见 IRB SOP/05/1.0 选择主审委员。

◆ 独立顾问的选择

◇ 办公室主任或具有一定资历的秘书发现送审研究与主审委员的专业背景有很大的差异，存在需要咨询的专业、伦理、法律等问题，确定邀请独立顾问的事宜。适当时，与主审委员协商确定咨询问题。

◇ 主审委员如果需要咨询的专业、伦理、法律等问题，可以向伦理委员会办公室提出邀请独立顾问。

◇ 秘书为独立顾问准备并及时送达审查研究的咨询问题相关的送审文件，以及 AF/43/1.0 独立顾问咨询工作表。

参见 IRB SOP/06/1.0 选择独立顾问。

5.3 审查

◆ 审查程序

◇ 简易审查：参见 IRB SOP/08/1.0 简易审查。

◇ 会议审查：参见 IRB SOP/09/1.0 会议准备、IRB SOP/10/1.0 会议审查、IRB SOP/11/1.0 会议记录。

◆ 审查要素

◇ 是否增加研究参与者的风险。

◇ 是否减少研究参与者的获益。

◇ 是否对研究结果产生显著影响。

◇ 是否对偏离方案采取了合适的处理措施。

◇ 是否有必要修改方案和/或知情同意书。

◆ 审查决定

◇ 审查决定：同意（同意研究继续进行），必要的修改后同意，必要的修改后重审，暂停或终止已批准的研究。

◇ 针对否定性意见，可以同时提出建议，建议包括但不限于：①修改方案和/或知情同意书；②重新获取知情同意；③重新培训主要研究者和研究者；④在高年资研究者指导下工作；⑤限制参加研究的权利；⑥拒绝受理来自该主要研究者的后续研究伦理审查申请；⑦研究机构的研究管理部门采取必要的管理措施。

◇ 定期审查频率：根据偏离方案对研究风险程度变化的影响，决定是否调整定期审查频率，最长不超过 12 个月。

5.4 传达决定

◆ 传达形式：所有决定均以"伦理审查意见"的形式传达，必要时将伦理审查意见通知研究机构的研究管理部门。

◆ 传达时限：审查决定后 5 个工作日内完成决定的传达。应急的伦理审查的研究，审查决定后应当立即传达。

参见 IRB SOP/12/1.0 传达审查决定。

5.5 存档文件

◆ 偏离方案审查过程中形成、累积、保存的文件，及时存档，更新研究文件档案目录。

◆ 简易审查的研究存档文件：研究送审文件，偏离方案审查工作表，简易审查主审综合意见，伦理审查意见。

◆ 会议审查的研究存档文件：研究送审文件，偏离方案审查工作表，独立顾问咨询工作表，会议签到表复印件（如有），会议审查决定表（含投票单），会议记录复印件（如有），伦理审查意见。

参见 IRB SOP/13/1.0 存档审查文件。

6. 相关文件

◆ IRB SOP/03/1.0 受理送审
◆ IRB SOP/04/1.0 选择审查方式
◆ IRB SOP/05/1.0 选择主审委员
◆ IRB SOP/06/1.0 选择独立顾问
◆ IRB SOP/08/1.0 简易审查
◆ IRB SOP/09/1.0 会议准备
◆ IRB SOP/10/1.0 会议审查
◆ IRB SOP/11/1.0 会议记录
◆ IRB SOP/12/1.0 传达审查决定
◆ IRB SOP/13/1.0 存档审查文件

7. 附件表格

◆ AF/21/1.0 偏离方案报告
◆ AF/39/1.0 偏离方案审查工作表
◆ AF/43/1.0 独立顾问咨询工作表

文件编号：IRB SOP/19/1.0

# 暂停或终止研究审查

1. 目的

为使伦理委员会暂停或终止研究审查的受理、准备、审查、传达决定、存档文件的工作有章可循，特制定本规程，以从程序上保证暂停或终止研究审查工作的质量。

2. 范围

主要研究者暂停或终止涉及人类研究参与者的研究，应当及时向伦理委员会提交暂停或终止研究报告。

本 SOP 适用于伦理委员会对暂停或终止研究报告所进行的暂停或终止研究审查。

3. 职责

3.1 伦理委员会办公室

◆ 秘书受理送审文件。

◆ 办公室主任或具有一定资历的秘书负责决定审查方式，选择主审委员，选择独立顾问。

◆ 秘书为委员审查、独立顾问咨询提供服务。

◆ 秘书传达决定。

◆ 秘书存档文件。

3.2 主审委员

◆ 会前审查主审研究的送审文件，填写暂停或终止研究审查工作表。

◆ 在会议审查的讨论环节首先发表自己的审查意见。

◆ 承担委员的伦理审查职责。

3.3 独立顾问

◆ 会前审阅咨询研究的送审文件，填写独立顾问咨询工作表。

◆ 受邀参加审查会议，陈述咨询问题的意见。

3.4 委员

◆ 会前对会议审查的文件进行预审。

◆ 参加会议报告的审查。

◆ 参加会议审查的提问和讨论，发表审查意见。

◆ 以投票方式参加审查决定的表决。

3.5 主任委员

◆ 主持审查会议。

◆ 审签会议记录。

◆ 审核、签发伦理审查意见。

◆ 承担委员的伦理审查职责。

4.流程图

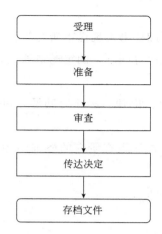

```
受理
  ↓
准备
  ↓
审查
  ↓
传达决定
  ↓
存档文件
```

5.流程的操作细则

5.1 受理

◆ 秘书审核确认送审文件的完整性

　　◇ 暂停或终止研究审查的送审文件：AF/22/1.0暂停或终止研究报告。

◆ 秘书审核确认送审文件的以下要素

　　◇ 主要研究者已在暂停或终止研究报告上签字并注明日期。

◆ 秘书受理送审研究，应当当场审核并发送补充送审文件通知，或受理通知。

◆ 受理的送审研究文件，存放在"待审"文件柜。

参见 IRB SOP/03/1.0 受理送审。

5.2 准备

◆ 决定审查方式

根据以下标准，决定送审研究的审查方式。

　　◇ 简易审查的标准

　　　◆ 暂停入组新的研究参与者，在研的研究参与者继续进行研究相关的观察和随访。

　　　◆ 暂停入组新的研究参与者，在研的研究参与者仅继续进行随访。

　　　◆ 终止研究相关的干预，研究仅是对研究参与者的随访或无随访。

　　　◆ 终止研究相关的观察，研究仅是对研究参与者的随访或无随访。

　　　◆ 没有研究参与者入组，且未发现其他风险。

　　◇ 转为会议审查

　　　◆ 简易审查意见是"必要的修改后重审"。

　　　◆ 主审委员提出需要会议审查。

　　◇ 会议审查的标准

　　　◆ 暂停入组新的研究参与者，在研的研究参与者继续进行研究相关的干预和随访。

参见 IRB SOP/04/1.0 选择审查方式。

◆ 主审委员的选择

　　◇ 暂停或终止研究审查选择2名主审委员。

　　◇ 优先选择该研究初始审查的主审委员。

　　◇ 秘书为主审委员准备暂停或终止研究的整套送审文件：暂停或终止研究报告，以及 AF/40/1.0暂停或终止研究审查工作表。

参见 IRB SOP/05/1.0 选择主审委员。

◆ 独立顾问的选择

  ◇ 办公室主任或具有一定资历的秘书发现送审研究与主审委员的专业背景有很大的差异，存在需要咨询的专业、伦理、法律等问题，确定邀请独立顾问的事宜。适当时，与主审委员协商确定咨询问题。

  ◇ 主审委员如果需要咨询专业、伦理、法律等问题，可以向伦理委员会办公室提出邀请独立顾问。

  ◇ 秘书为独立顾问准备并及时送达审查研究的咨询问题相关的送审文件，以及 AF/43/1.0 独立顾问咨询工作表。

参见 IRB SOP/06/1.0 选择独立顾问。

### 5.3 审查

◆ 审查程序

  ◇ 简易审查：参见 IRB SOP/08/1.0 简易审查。

  ◇ 会议审查：参见 IRB SOP/09/1.0 会议准备、IRB SOP/10/1.0 会议审查、IRB SOP/11/1.0 会议记录。

◆ 审查要素

  ◇ 安全监测的对象（已入组的全部研究参与者，还是仅在研的研究参与者）是否合适。

  ◇ 安全监测的指标与频率是否合适。

  ◇ 研究参与者退出研究后的医疗安排是否合适。

  ◇ 研究相关损害的研究参与者退出研究后的治疗和补偿、赔偿是否合适。

  ◇ 研究参与者退出研究后的随访安排是否合适。

  ◇ 如果允许在研研究参与者继续完成研究干预，是否合适。

  ◇ 如果允许在研研究参与者继续完成研究干预，是否有必要重新获取知情同意。

  ◇ 如果允许在研研究参与者继续完成研究干预，是否要求在研研究参与者转给其他主要研究者，并在独立的监督下继续研究。

  ◇ 要求主要研究者通知研究参与者暂停或终止研究的事项。

◆ 审查决定

  ◇ 审查决定：同意（主要研究者提出的暂停已批准的研究），同意（主要研究者提出的终止已批准的研究），必要的修改后同意，必要的修改后重审。

### 5.4 传达决定

◆ 传达形式：所有决定均以"伦理审查意见"的形式传达。

◆ 传达时限：审查决定后 5 个工作日内完成决定的传达。应急的伦理审查的研究，审查决定后应当立即传达。

参见 IRB SOP/12/1.0 传达审查决定。

### 5.5 存档文件

◆ 暂停或终止研究审查过程中形成、累积、保存的文件，及时存档和/或归档，更新研究文件档案目录。

◆ 简易审查的研究存档文件：研究送审文件，暂停或终止研究审查工作表，简易审查主审综合意见，伦理审查意见。

◆ 会议审查的研究存档文件：研究送审文件，暂停或终止研究审查工作表，独立顾问咨询工作表，会议签到表复印件（如有），会议审查决定表（含投票单），会议记录复印件（如有），伦理审查意见。

参见 IRB SOP/13/1.0 存档审查文件。

6. 相关文件

◆ IRB SOP/03/1.0 受理送审

◆ IRB SOP/04/1.0 选择审查方式

◆ IRB SOP/05/1.0 选择主审委员

◆ IRB SOP/06/1.0 选择独立顾问

◆ IRB SOP/08/1.0 简易审查

◆ IRB SOP/09/1.0 会议准备

◆ IRB SOP/10/1.0 会议审查

◆ IRB SOP/11/1.0 会议记录

◆ IRB SOP/12/1.0 传达审查决定

◆ IRB SOP/13/1.0 存档审查文件

7. 附件表格

◆ AF/22/1.0 暂停或终止研究报告

◆ AF/40/1.0 暂停或终止研究审查工作表

◆ AF/43/1.0 独立顾问咨询工作表

文件编号：IRB SOP/20/1.0

# 研究完成审查

1. 目的

为使伦理委员会研究完成审查的受理、准备、审查、传达决定、存档文件的工作有章可循，特制定本规程，以从程序上保证研究完成审查工作的质量。

2. 范围

完成涉及人类研究参与者的研究，主要研究者应当及时向伦理委员会提交研究完成报告。

本 SOP 适用于伦理委员会对研究完成报告所进行的研究完成审查。

3. 职责

3.1　伦理委员会办公室

◆ 秘书受理送审文件。

◆ 办公室主任或具有一定资历的秘书负责选择主审委员。

◆ 秘书为委员审查提供服务。

◆ 秘书传达决定。

◆ 秘书存档文件。

3.2　主审委员

◆ 审查主审研究的送审文件，填写研究完成审查工作表。

◆ 承担委员的伦理审查职责。

3.3　委员

◆ 参加会议报告的审查。

3.4　主任委员

◆ 主持审查会议。

◆ 审签会议记录。

◆ 审核、签发伦理审查意见。

◆ 承担委员的伦理审查职责。

4. 流程图

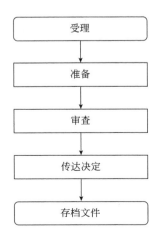

5.流程的操作细则

5.1　受理

◆ 秘书审核送审文件的完整性

　　◇ 研究完成审查的送审文件主要是指 AF/23/1.0 研究完成报告。

◆ 秘书审核确认送审文件的以下要素

　　◇ 主要研究者已在研究完成报告上签字并注明日期。

◆ 秘书受理送审研究，应当当场审核并发送补充送审文件通知，或受理通知。

◆ 受理的送审研究文件，存放在"待审"文件柜。

参见 IRB SOP/03/1.0 受理送审。

5.2　准备

◆ 审查方式的选择

根据以下标准，决定送审研究的审查方式。

　　◇ 简易审查的标准

　　　　◆ 研究完成。

研究完成审查不采用免除审查和会议审查的方式。

参见 IRB SOP/04/1.0 选择审查方式。

◆ 主审委员的选择

　　◇ 研究完成审查选择 2 名主审委员。

　　◇ 优先选择该研究初始审查的主审委员。

　　◇ 秘书为主审委员准备研究完成的整套送审文件：研究完成报告，以及 AF/41/1.0 研究完成
　　　　审查工作表。

参见 IRB SOP/05/1.0 选择主审委员。

5.3　审查

◆ 审查程序

　　◇ 简易审查：参见 IRB SOP/08/1.0 简易审查。

◆ 审查要素

　　◇ 是否存在尚处于未处理完成的不良事件，例如，相关损害的研究参与者尚未康复，医疗费用
　　　　和补偿、赔偿的纠纷尚未解决。

◆ 审查决定

　　◇ 审查决定：同意（同意研究完成）。

5.4　传达决定

◆ 传达形式：所有决定均以"伦理审查意见"的形式传达。

◆ 传达时限：审查决定后 5 个工作日内完成决定的传达。应急的伦理审查的研究，审查决定后应
当立即传达。

参见 IRB SOP/12/1.0 传达审查决定。

5.5　存档文件

◆ 研究完成审查过程中形成、累积、保存的文件，及时存档和归档，更新研究文件档案目录。

◆ 简易审查的研究存档文件：研究送审文件，研究完成审查工作表，简易审查主审综合意见，伦
理审查意见。

参见 IRB SOP/13/1.0 存档审查文件。

6. 相关文件
- ◆ IRB SOP/03/1.0 受理送审
- ◆ IRB SOP/04/1.0 选择审查方式
- ◆ IRB SOP/05/1.0 选择主审委员
- ◆ IRB SOP/08/1.0 简易审查
- ◆ IRB SOP/12/1.0 传达审查决定
- ◆ IRB SOP/13/1.0 存档审查文件

7. 附件表格
- ◆ AF/23/1.0 研究完成报告
- ◆ AF/41/1.0 研究完成审查工作表

文件编号：IRB SOP/21/1.0

# 复审

1. 目的

为使伦理委员会复审的受理、准备、审查、传达决定、存档文件的工作有章可循，特制定本规程，以从程序上保证复审工作的质量。

2. 范围

初始审查和跟踪审查后，按照伦理审查意见"必要的修改后同意""必要的修改后重审"，对方案进行修改后，应当以复审申请的方式再次送审，经伦理委员会同意后方可实施；如果对伦理审查意见有不同看法，可以复审申请的方式申诉不同意见，请伦理委员会重新考虑决定。

本 SOP 适用于伦理委员会对复审申请所进行的审查。

3. 职责

3.1　伦理委员会办公室

◆ 秘书受理送审文件。

◆ 办公室主任或具有一定资历的秘书负责决定审查方式，选择主审委员，选择独立顾问。

◆ 秘书为委员审查、独立顾问咨询提供服务。

◆ 秘书传达决定。

◆ 秘书存档文件。

3.2　主审委员

◆ 会前审查主审研究的送审文件，填写复审工作表。

◆ 在会议审查的讨论环节首先发表自己的审查意见。

◆ 承担委员的伦理审查职责。

3.3 独立顾问

◆ 会前审阅咨询研究的送审文件，填写独立顾问咨询工作表。

◆ 受邀参加审查会议，陈述咨询问题的意见。

3.4 委员

◆ 会前对会议审查的文件进行预审。

◆ 参加会议报告的审查。

◆ 参加会议审查的提问和讨论，发表审查意见。

◆ 以投票方式参加审查决定的表决。

3.5 主任委员

◆ 主持审查会议。

◆ 审签会议记录。

◆ 审核、签发审查决定文件。

◆ 承担委员的伦理审查职责。

4.流程图

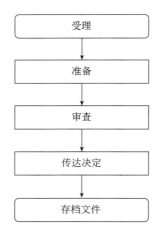

5.流程的操作细则

5.1 受理

◆ 秘书审核确认送审文件的完整性

　　◇ 复审的送审文件：复审申请表、修正的研究方案、修正的知情同意书、修正的招募广告，修正的提供给研究参与者的其他书面文件，修正的病例报告表或记录表以及需要伦理委员会审查同意的其他修正文件。

◆ 秘书审核确认送审文件的以下要素

　　◇ AF/24/1.0复审申请表应当填写正确、完整，逐条答复伦理审查意见，主要研究者签字并注明日期。

　　◇ 修正的研究方案、修正的知情同意书、修正的招募广告，修正的提供给研究参与者的其他书面文件，修正的病例报告表或记录表等，已更新版本号和版本日期。

　　◇ 修正的研究方案、修正的知情同意书、修正的招募广告，修正的提供给研究参与者的其他书面文件，修正的病例报告表或记录表等，以"阴影或下划线"注明修正部分，或提供带修订格式的修正文件，或提供修正文件的修正说明表。

◆ 秘书受理送审研究，应当当场审核并发送补充送审文件通知，或受理通知。

◆ 受理的送审研究文件，存放在"待审"文件柜。

参见 IRB SOP/03/1.0 受理送审。

5.2 准备

◆ 决定审查方式

根据以下标准，决定送审研究的审查方式。

　　◇ 简易审查的标准

　　　◆ 伦理审查意见是"必要的修改后同意"，主要研究者按伦理审查意见进行修改后，再次送审的研究。

　　◇ 转为会议审查

　　　◆ 简易审查意见是"必要的修改后重审""暂停或终止已批准的研究"。

　　　◆ 主审委员提出需要会议审查。

　　◇ 会议审查的标准

　　　◆ 伦理审查意见是"必要的修改后重审"，再次送审的研究。

　　　◆ 伦理审查意见是"不同意"，请伦理委员会重新考虑决定的申诉研究。

参见 IRB SOP/04/1.0 选择审查方式。

◆ 主审委员的选择

　　◇ 复审选择 2 名主审委员。

　　◇ 优先选择该研究上次审查的主审委员。

　　◇ 如果主要研究者对"不同意"有不同意见，不选择该研究上次审查的 2 名主审委员。

　　◇ 秘书为主审委员准备复审的整套送审文件，以及 AF/42/1.0 复审工作表。

参见 IRB SOP/05/1.0 选择主审委员。

◆ 独立顾问的选择

　　◇ 办公室主任或具有一定资历的秘书发现送审研究与主审委员的专业背景有很大的差异，存在需要咨询的专业、伦理、法律等问题，确定邀请独立顾问的事宜。适当时，与主审委员协商确定咨询问题。

　　◇ 主审委员在主审过程中发现存在需要咨询的专业、伦理、法律等问题，可以向伦理委员会办公室提出邀请独立顾问。

　　◇ 秘书为独立顾问准备并及时送达审查研究的咨询问题相关的送审文件，以及 AF/43/1.0 独立顾问咨询工作表。

参见 IRB SOP/06/1.0 选择独立顾问。

### 5.3 审查

◆ 审查程序

　　◇ 简易审查：参见 IRB SOP/08/1.0 简易审查。

　　◇ 会议审查：参见 IRB SOP/09/1.0 会议准备、IRB SOP/10/1.0 会议审查、IRB SOP/11/1.0 会议记录。

◆ 审查要素

　　◇ 对伦理审查意见的要求没有异议

　　　　◆ 逐条核对送审文件的修改，确认已按伦理审查意见的要求进行修改。

　　◇ 对伦理审查意见的要求有不同意见

　　　　◆ 根据伦理审查同意研究的标准，评估能否接受对伦理审查意见的异议或澄清说明。

◆ 审查决定

　　◇ 初始审查后的复审：同意（同意研究），必要的修改后同意，必要的修改后重审，不同意。

　　◇ 修正案审查后的复审：同意（同意修正案），必要的修改后同意，必要的修改后重审，不同意，暂停或终止已批准的研究。

　　◇ 定期审查、安全性审查、偏离方案后的复审：同意（同意研究继续进行），必要的修改后同意，必要的修改后重审，暂停或终止已批准的研究。

　　◇ 暂停或终止研究审查后的复审：同意（主要研究者提出的暂停已批准的研究），同意（主要研究者提出的终止已批准的研究），必要的修改后同意，必要的修改后重审。

　　◇ 定期审查频率

　　　　◆ 初始审查：根据预期的研究风险程度，确定定期审查的频率，最长不超过 12 个月。

　　　　◆ 修正案审查、定期审查、安全性审查、偏离方案审查：根据研究风险程度的变化，必要时调整定期审查的频率，最长不超过 12 个月。

### 5.4 传达决定

◆ 传达形式

　　◇ 初始审查后的复审同意的决定，以"伦理审查批件"的形式传达。

◇ 初始审查后的复审的其他决定，以"伦理审查意见"的形式传达。

◇ 所有跟踪审查的复审的决定，以"伦理审查意见"的形式传达。

◆ 传达时限：审查决定后 5 个工作日内完成决定的传达。应急的伦理审查的研究，审查决定后应当立即传达。

参见 IRB SOP/12/1.0 传达审查决定。

### 5.5 存档文件

◆ 复审过程中形成、累积、保存的文件，及时存档，更新研究文件档案目录。

◆ 简易审查的研究存档文件：研究送审文件，复审工作表，简易审查主审综合意见，伦理审查决定文件。

◆ 会议审查的研究存档文件：研究送审文件，复审工作表，独立顾问咨询工作表，会议签到表复印件（如有），会议审查决定表（含投票单），会议记录复印件（如有），伦理审查决定文件。

参见 IRB SOP/13/1.0 存档审查文件。

### 6. 相关文件

◆ IRB SOP/03/1.0 受理送审

◆ IRB SOP/04/1.0 选择审查方式

◆ IRB SOP/05/1.0 选择主审委员

◆ IRB SOP/06/1.0 选择独立顾问

◆ IRB SOP/08/1.0 简易审查

◆ IRB SOP/09/1.0 会议准备

◆ IRB SOP/10/1.0 会议审查

◆ IRB SOP/11/1.0 会议记录

◆ IRB SOP/12/1.0 传达审查决定

◆ IRB SOP/13/1.0 存档审查文件

### 7. 附件表格

◆ AF/24/1.0 复审申请表

◆ AF/42/1.0 复审工作表

◆ AF/43/1.0 独立顾问咨询工作表

# 第五类　伦理监督

文件编号：IRB SOP/22/1.0

## 实地访查

1. 目的

为使伦理委员会实地访查的准备、访查意见及其处理的工作有章可循，特制定本规程，以从程序上保证伦理委员会实地访查的有效性。

2. 范围

实地访查有两种情况：伦理委员会委员在审查研究时，或秘书受理研究参与者抱怨时，发现需要进一步了解和核实情况的，可提议开展实地访查。

本 SOP 适用于伦理委员会的实地访查活动。

3. 职责

3.1　伦理委员会办公室

◆ 秘书受理研究参与者抱怨时，发现需要进一步了解和核实情况，可提议开展实地访查。

◆ 组织实地访查小组，安排实地访查活动。

◆ 为实地访查活动提供服务工作。处理访查意见。

◆ 安排在下次审查会议时报告实地访查意见。

◆ 存档实地访查文件。

3.2　委员

◆ 审查时发现需要进一步了解和核实情况，可以向办公室提议组织实地访查。

◆ 参加实地访查活动，提出处理意见。

3.3　主任委员

◆ 批准开展实地访查。

4. 流程图

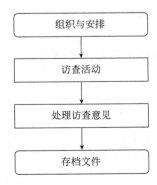

5.流程的操作细则

5.1　组织与安排

◆ 委员在审查研究时，或秘书在受理研究参与者抱怨时，发现以下情况，需要进一步了解和核实情况，可提议开展实地访查。

　　◇ 出现值得重视或非预期的严重不良事件。

　　◇ 研究过程中可能存在违背伦理准则、偏离方案的事件，损害研究参与者的安全和权益的事件。

　　◇ 可能存在不遵循伦理审查批件和伦理审查意见对主要研究者的要求，例如多次提醒下仍未按时提交研究进展报告。

◆ 组织实地访查小组

　　◇ 伦理委员会办公室组织访查小组，一般由 2～3 名委员组成。

◆ 安排访查活动

　　◇ 与主要研究者商定实地访查的时间和地点。

　　◇ 通知实地访查小组成员，告知访查的事项、访查时间和地点。

　　◇ 准备访查所需的研究文件，例如研究方案，知情同意书，主要研究者和研究者的履历，AF/54/1.0 实地访查记录。

5.2　访查活动

◆ 根据实地访查的具体事项，安排相应的实地访查活动，例如：

　　◇ 访谈活动：访谈主要研究者、研究者、研究参与者，以了解和核实严重不良事件的信息。

　　◇ 观察活动：观察知情同意过程，观察研究的实施。

　　◇ 查阅记录：

　　　　◆ 查阅研究方案和知情同意书，确认是否使用经批准的最新版本。

　　　　◆ 随机抽查签署的知情同意书，确定研究参与者是否正确签署了知情同意书。

　　　　◆ 查阅研究记录，查阅主要研究者和研究者的履历。

　　◇ 查看保护研究参与者所需的研究现场条件、必备的实验室和设备。

◆ 讨论

　　◇ 访查小组讨论实地访查的发现，提出意见。

◆ 填写访查意见

　　◇ 记录实地访查记录，包括实地访查事项、访查发现、访查意见，访查小组成员签字并注明日期。

5.3　处理访查意见

◆ 秘书安排在下次审查会议时报告实地访查意见。

5.4　存档文件

◆ 秘书将实地访查记录存入办公室的工作日志文件夹。

6.相关文件

无。

7.附件表格

◆ AF/54/1.0 实地访查记录

文件编号：IRB SOP/23/1.0

# 研究参与者抱怨

1.目的

为使伦理委员会办公室对研究参与者抱怨的受理和处理的工作有章可循，特制定本规程，以从程序上保证伦理委员会办公室对研究参与者抱怨管理工作的规范性。

2.范围

研究参与者可以与主要研究者和研究者讨论他们所关注的问题，获取信息，提出诉求。研究机构还应当为研究参与者建立一个可信任的渠道，使其可以向独立于主要研究者且知晓研究情况的伦理委员会办公室提出诉求和意见。伦理委员会办公室对研究参与者权益和健康的抱怨与要求进行有效受理和处理，将有助于保护研究参与者的安全、健康和权益。

本 SOP 适用于伦理委员会办公室对研究参与者抱怨的受理和处理的工作。

3.职责

3.1 伦理委员会办公室

◆ 受理研究参与者抱怨。

◆ 处理研究参与者抱怨，必要时了解和核实有关情况。

◆ 向主要研究者反馈处理意见。

◆ 如果研究参与者的抱怨属于可能对研究参与者安全和权益产生不利影响的非预期问题，安排在下次审查会议时报告。

◆ 存档研究参与者抱怨记录。

4.流程图

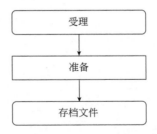

5.流程的操作细则

5.1 受理

◆ 秘书负责受理研究参与者的抱怨。

◆ 知情同意书留有伦理委员会办公室的联系方式，研究机构官网也公开该联系方式，秘书负责受理研究参与者的诉求和意见。

◆ 秘书在 AF/55/1.0 研究参与者抱怨记录中记录研究参与者的诉求和意见，签字并注明日期。

5.2 准备

◆ 核实情况

◇ 秘书对研究参与者提出的诉求和意见，应当向主要研究者和研究者核实情况，必要时，通过实地访查、查阅研究记录，收集更多的背景信息，核实研究参与者的诉求和意见。

◆ 处理
  ◇ 根据研究参与者的诉求和意见所涉及的问题，协助主要研究者或协调研究机构相关职能部门，提出处理意见，并向研究参与者反馈。
  ◇ 如果研究参与者的诉求和意见涉及研究相关损害的医疗费用和补偿、赔偿问题，通过研究管理部门协调主要研究者和所在研究机构相关部门，共同提出处理意见，并向研究参与者反馈。
  ◇ 秘书在研究参与者抱怨记录中记录处理意见，签字并注明日期。
◆ 审查会议时报告
  ◇ 如果研究参与者的诉求和意见属于可能对研究参与者安全和权益产生不利影响的非预期问题，秘书应当安排在下次审查会议时报告。

5.3 存档文件
◆ 秘书负责将研究参与者抱怨记录存入办公室的工作日志文件夹。

6.相关文件
无。

7.附件表格
◆ AF/55/1.0 研究参与者抱怨记录

# 第六类　委托伦理审查

文件编号：IRB SOP/24/1.0

## 委托伦理审查

1. 目的

本 SOP 的目的是为未组建伦理委员会或伦理委员会无法胜任审查需要的研究机构，通过委托伦理审查涉及人类研究参与者的研究，确保研究参与者的安全和权益。

2. 范围

未组建伦理委员会或伦理委员会无法胜任审查需要的研究机构，应当委托能够胜任伦理审查的伦理委员会实施伦理审查，委托伦理审查合同生效后，并获得批件后方可开展研究。

本 SOP 适用于伦理委员会对委托伦理审查的研究所进行的审查。

3. 职责

3.1　受委托机构

◆ 与委托研究机构签署合同。

◆ 确保有委托伦理审查的相关规章制度、细则和工作程序。

◆ 提供伦理委员会的工作程序文件。

◆ 指定伦理委员会的联系人并向委托研究机构提供联系方式。

◆ 履行对委托伦理审查研究相关信息的保密。

3.2 伦理委员会和办公室

◆ 依据 AF/56/1.0 委托伦理审查合同，按伦理审查程序实施委托伦理审查并作出决定。

◆ 应当依据合同，对委托的研究实施初始审查和跟踪审查。

◆ 必要时可以组织开展实地访查。

◆ 通过培训以纠正偏离方案等不依从行为。

◆ 依据合同审查评估主要研究者和研究者的相应资格、经验和能力。

◆ 依据合同履行委托伦理审查研究的保密义务。

◆ 依据合同，开展伦理审查程序的培训。

3.3　委托研究机构

◆ 与受委托机构签署合同。

◆ 对委托伦理审查研究的管理承担主体责任。

◆ 应当确保具备完成研究的适当条件。

◆ 不得批准伦理委员会不同意实施的研究。

◆ 接收并及时传达伦理审查决定文件等。

◆ 应当接受受委托机构伦理委员会组织的实地访查。

### 3.4 主要研究者

◆ 遵循伦理审查同意的方案开展研究。

◆ 向受委托机构伦理委员会提供其审查所需的文件和信息。

◆ 应当接受受委托机构伦理委员会组织的实地访查。

◆ 在获得伦理审查批准之前，不得招募研究参与者。

◆ 在负责招募研究参与者时，获取、记录和保留研究参与者或/和其监护人的知情同意文件。

◆ 按要求公开利益冲突。

### 4. 流程图

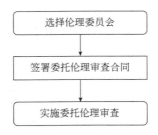

### 5. 流程的操作细则

#### 5.1 选择伦理委员会

委托研究机构可根据以下建议选择实施委托伦理审查的伦理委员会。

◆ 伦理委员会已在医学研究登记备案信息系统或上级相关管理部门备案。应当具有回避审查存在利益冲突的研究的制度。委员组成合规，具备审查的资格。

◆ 应当选择审查规范的受委托机构伦理委员会，委员的专业能匹配受委托伦理审查研究的专业。

◆ 研究机构应当优先委托不低于其等级的本地研究机构，也可委托区域伦理委员会所隶属的机构。

#### 5.2 签署委托伦理审查合同

◆ 由双方法定代表人或其委托代理人签署委托伦理审查合同，并加盖双方公章。

◆ 在合同中明确双方的权利、义务和任务分工。

◆ 应当明确委托研究的伦理审查类别，例如初始审查和跟踪审查。

◆ 应当在合同到期时，明确双方谁有责任继续监管在研究，直至研究完成，或达成双方同意的研究交接，即移交给其他受委托机构或已设立伦理委员会的委托研究机构自身。

◆ 双方应当明确保留纸质审查文件的期限，超过法规要求期限的，依据合同执行。

◆ 合同应当明确委托研究的审查费用。

◆ 建议在合同中约定，双方制定沟通交流机制，包括委托研究机构、受委托机构、伦理委员会、主要研究者相互间的沟通交流。

◆ 建议在合同中约定，主要研究者的利益冲突向委托研究机构公开，还是向受委托机构伦理委员会公开。如果委托研究机构审查主要研究者的利益冲突，应当将审查意见告知受委托机构的伦理委员会。

◆ 明确合同终止和解除的情形。

#### 5.3 实施委托伦理审查

◆ 受委托机构的职责

◇ 与委托研究机构签署合同。

◇ 确保有委托伦理审查的相关规章制度、细则和工作程序，包括伦理委员会具备委托伦理审查相关制度和委托伦理审查的 SOP。

◇ 确保伦理委员会拥有对研究做出审查决定的权利。

◇ 向委托研究机构的主要研究者、研究管理人员等提供伦理委员会的工作程序文件，并在更新其相关规章制度时能与委托研究机构沟通。

◇ 指定伦理委员会的联系人并向委托研究机构提供联系方式，以便主要研究者与伦理委员会沟通交流。

◇ 应当依据合同的保密条款，履行对委托伦理审查研究相关信息的保密。

◆ 伦理委员会的职责

◇ 依据委托伦理审查合同，受理包含仅用于初始审查的 AF/25/1.0 委托伦理审查申请表在内的伦理审查申请文件，按伦理审查程序实施委托伦理审查并作出决定，通知委托研究机构相关部门和主要研究者。

◇ 对未设立伦理委员会的委托研究机构，应当依据合同，对委托的研究实施初始审查和跟踪审查。

◇ 如果研究实施过程中出现增加研究参与者风险或显著影响研究实施的非预期问题，必要时伦理委员会可以组织开展实地访查。

◇ 在适当情况下，伦理委员会单独或与委托研究机构合作，通过培训主要研究者和研究者以纠正偏离方案等不依从行为。

◇ 依据合同审查评估主要研究者和研究者的相应资格、经验和能力。

◇ 应当尊重知识产权，依据合同履行委托伦理审查研究的保密义务。

◇ 依据合同，对委托研究机构的主要研究者、研究者、研究管理人员等开展伦理审查程序的培训。

◆ 委托研究机构及主要研究者的职责

◇ 与受委托机构签署合同。

◇ 委托研究机构对委托伦理审查研究的管理承担主体责任。

◇ 委托研究机构应当确保具备完成研究的适当条件，包括人员配备与培训情况，实验室设备齐全、运转良好，具备各种与研究有关的检查条件。

◇ 委托研究机构应当确保主要研究者和研究者遵循伦理审查同意的方案开展研究。

◇ 委托研究机构不得批准伦理委员会不同意实施的研究，但可以暂停或终止伦理委员会同意开展的研究。

◇ 已设立伦理委员会的研究机构，伦理委员会审查认为无法胜任审查要求的研究可以委托伦理审查。

◇ 委托研究机构的研究管理部门及主要研究者有责任向受委托机构伦理委员会提供其审查所需的文件和信息。

◇ 委托研究机构有责任接收并及时传达伦理审查决定文件等。

◇ 主要研究者和委托研究机构应当接受受委托机构伦理委员会组织的实地访查。

◇ 委托研究机构确保主要研究者和研究者在获得伦理审查批件之前，不得招募研究参与者。

◇ 确保主要研究者和研究者在负责招募研究参与者时，获取、记录和保留研究参与者或/和其监护人的知情同意文件。

◇ 委托研究机构确保主要研究者按要求公开利益冲突。

6. 相关文件

无。

7. 附件表格

◆ AF/25/1.0 委托伦理审查申请表
◆ AF/56/1.0 委托伦理审查合同

# 第七类　伦理委员会办公室管理

文件编号：IRB SOP/25/1.0

## 文件管理

1.目的

为使伦理委员会办公室的文件分类、建档与存档、归档与保存的工作有章可循，特制定本规程，以从程序上保证伦理委员会办公室文件的管理工作符合规范要求。

2.范围

本 SOP 适用于伦理委员会办公室对文件档案的分类、建档与存档、归档与保存等各项管理工作。

文件保密工作参见 IRB SOP/26/1.0 文件保密执行。

3.职责

3.1　伦理委员会秘书

◆ 文件档案的分类。

◆ 文件档案的收集、建档和存档。

◆ 文件档案的整理归档和保存。

◆ 维护管理类和程序类文件为最新版本，维护委员、独立顾问信息的有效性，维护伦理审查文件档案的完整性。

◆ 按规范要求保管文件档案和信息。

4.流程图

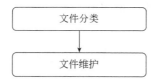

5.流程的操作细则

5.1　文件分类

◆ 管理类文件

　　◇ 法律法规

　　　　◆国内和国际涉及人类研究参与者的研究伦理相关的法律、法规、政策与指南。

　　◇ 伦理委员会的制度、指南、SOP

　　　　◆ 伦理委员会章程。

　　　　◆ 研究利益冲突政策。

　　　　◆ 伦理委员会的审查会议规则，岗位职责。

　　　　◆ 伦理审查送审指南，伦理审查指南，委托伦理审查指南。

　　　　◆ SOP。

◆ 伦理委员会 SOP 历史文件库。

◇ 委员文件档案

   ◆ 委员的任命文件。

   ◆ 委员名册。信息包括：姓名，性别，职业，工作单位（非本研究机构委员应当说明不是本研究机构任何成员的直系亲属），在伦理委员会中的职务。

   ◆ 委员履历。包括与审查能力相关的履历信息，例如，教育经历，职业经历，研究经历，伦理委员会工作经历，与弱势研究参与者相关的工作或生活经历，伦理审查等培训记录和培训证书（电子版及其打印版），联系方式。

   ◆ 委员声明、利益冲突声明和保密承诺。

   ◆ 委员的专业或执业资格证明文件。

◇ 独立顾问文件档案

   ◆ 独立顾问履历。包括专业资格的信息、履历信息，例如，社会文化背景信息，与弱势研究参与者相关的工作或生活经历，联系方式。

   ◆ 利益冲突声明和保密承诺。

   ◆ 独立顾问的专业资格证明文件（如有）。

◇ 秘书和/或办公室主任文件档案

   ◆ 秘书和/或办公室主任的任命文件。

   ◆ 秘书和/或办公室主任履历。包括与伦理委员会审查服务能力相关的履历信息，例如，教育经历，职业经历，研究经历，伦理委员会办公室工作经历，与弱势研究参与者相关的工作或生活经历，伦理审查程序等培训记录和培训证书（电子版及其打印版）。

   ◆ 利益冲突声明和保密承诺。

   ◆ 秘书和/或办公室主任的专业资格证明文件（如有）。

◇ 办公室工作文件

   ◆ 通讯录：委员、独立顾问和主要研究者的联系方式。

   ◆ 工作日志文件夹：实地访查记录，研究参与者抱怨记录，文件档案销毁通知和销毁记录，接收伦理委员会认证审核、政府检查的相关文件和记录。

   ◆ 年度培训计划。

   ◆ 年度工作计划和工作总结。

   ◆ 审查经费：伦理审查经费的收入与支出记录。

◆ 审查类文件

◇ 审查会议文件夹

   ◆ 会议日程，会议签到表原件，（经会议审核确认的）会议记录原件。

◇ 审查研究文件档案

   ◆ 审查研究文件档案的目录。

   ◆ 送审文件：各审查类别（初始审查、跟踪审查）的送审文件。

   ◆ 审查文件：审查工作表，独立顾问咨询工作表，会议签到表复印件（如果审查研究要求存档），会议审查决定表（含投票单），简易审查主审综合意见，审查研究的会议记录复印件（如果审查研究要求存档），伦理审查决定文件原件（主任委员签字并注明日期的伦理审查批件和意见，加盖伦理委员会的红章）。

   ◆ 实地访查记录和研究参与者抱怨记录。

✦ 伦理审查意见异议的沟通交流记录：主要研究者对伦理审查意见异议的沟通交流记录。

5.2 文件维护

◆ 管理类

　◇ 法律法规

　　✦ 当研究机构伦理委员会所遵循的国际和国内研究伦理相关的法律、法规、政策和指南颁布或更新后，秘书应当及时添加或替换相应的文件，并在研究机构官网更新相应的信息。

　◇ 伦理委员会的制度、指南、SOP

　　✦ 伦理委员会的制度、指南与 SOP 更新后，办公室保存一套主文件，以及研究机构的红头文件。

　　✦ 旧版的制度、指南与 SOP 主文件加盖"作废"章，长期保存在伦理委员会 SOP 历史文件库。

　◇ 委员文件档案

　　✦ 换届时，秘书保存新一届的委员任命文件，委员名册，委员声明、利益冲突声明和保密承诺，委员的专业或执业资格证明文件。

　　✦ 秘书归档上一届委员的委员文件档案。

　　✦ 获知委员信息变更时，秘书应当及时更新委员的相关信息。

　◇ 独立顾问文件档案

　　✦ 首次邀请的独立顾问，秘书保存独立顾问履历、利益冲突声明和保密承诺、独立顾问的专业资格证明文件（如有）。

　　✦ 获知独立顾问信息变更时，秘书应当及时更新独立顾问的相关信息。

　◇ 秘书和/或办公室主任文件档案

　　✦ 调职或离职时，秘书保存新的秘书和/或办公室主任的任命文件，利益冲突声明和保密承诺，专业资格证明文件。

　　✦ 秘书归档调职或离职的秘书和/或办公室主任的文件档案。

　◇ 办公室工作文件

　　✦ 秘书负责维护委员、独立顾问、主要研究者的通讯录。

　　✦ 年度培训计划和培训记录，工作日志文件夹，年度工作计划和工作总结，以及审查经费记录：按年度归档。

◆ 审查类

　◇ 建档

　　✦ 受理初始审查申请时，按"研究"建档。研究文件档案盒标注研究名称和受理号。

参见 IRB SOP/03/1.0 受理送审。

　◇ 存档

　　✦ 审查研究：研究的每次送审和审查过程中，应当及时存档所生成的文件。存档文件按送审类别的时间先后排序，采用分隔页区分不同的审查类别。各审查类别的文件按审查过程的时间先后排序。秘书更新审查研究文件档案目录。

　　✦ 审查会议结束后，秘书回收所有文件，除归档文件外，多余文件归还主要研究者或予以销毁。

　　✦ 审查会议文件夹：及时存档每次审查会议的会议日程，会议签到表原件，（经会议审核确认的）会议记录原件。

秘书回收审查会议文件的工作，参见 IRB SOP/13/1.0 存档审查文件进行回收、处理和存档。

　　✦ 保密：参见 IRB SOP/26/1.0 文件保密执行。

◇ 归档

　　✦ 审查研究：研究完成或终止研究，整理归档审查研究的文件档案。①按送审类别的时间先后顺序，用文件档案分页纸分隔各审查类别。②各审查类别的文件按审查过程的时间先后排序：送审文件，审查工作表，独立顾问咨询工作表，会议签到表复印件（如果审查研究要求存档），会议审查决定表（含投票单），简易审查主审综合意见，审查研究的会议记录复印件（如果审查研究要求存档），伦理审查决定文件原件。③编制审查研究文件档案的目录。④装订成册，归档。

　　✦ 审查会议文件夹：每年年底归档。

◇ 保存期限

　　✦ 审查研究的文件档案保存至研究结束后 10 年，或根据主要研究者和相关职能管理部门的相关要求延长保存期限。

◇ 销毁

　　✦ 伦理委员会办公室每年对超过保存期限的研究文件进行统计。

　　✦ 对超过保存期限的研究，向主要研究者传达文件档案销毁通知；当无法联系到主要研究者时，伦理委员会办公室在研究机构官网挂网公示销毁通知，1 个月内无反馈信息的，视为有效传达。

　　✦ 传达后主要研究者无异议的，伦理委员会办公室可采取焚烧、碎片等方式销毁。

　　✦ 主要研究者不同意伦理委员会办公室销毁的，办理手续后由伦理委员会办公室继续存档，或由主要研究者自行取走。

　　✦ 伦理委员会办公室建立文件档案销毁记录。

　　✦ 秘书将文件档案销毁通知和销毁记录存入办公室的工作日志文件夹。

## 6. 相关文件

◆ IRB SOP/03/1.0 受理送审

◆ IRB SOP/13/1.0 存档审查文件

◆ IRB SOP/26/1.0 文件保密

## 7. 附件表格

无。

文件编号：IRB SOP/26/1.0

# 文件保密

1.目的

为使伦理委员会办公室的文件保密的工作有章可循，特制定本规程，以保证相关权益所有者的权益。

2.范围

本 SOP 适用于伦理委员会办公室划分文件的保密等级、设定访问权限、查阅、复印制定规定的执行以及保密的管理工作。

3.职责

3.1 伦理委员会办公室

◆ 确定文件的保密等级。

◆ 保守主要研究者的商业秘密和保护研究参与者的隐私和个人信息。

◆ 设定访问权限，执行查阅和复印的限制性规定。

◆ 熟知保密规定，负责保密的管理工作。

3.2 委员、独立顾问

◆ 熟知并执行文件保密规定。

4.流程图

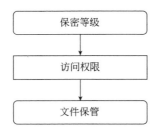

5.流程的操作细则

5.1 保密等级

◆ 密级定义

◇ 公开：可以向公众开放查询的文件。

◇ 秘密：有理由认为非法泄露后会给文件权益所有者造成损害的文件。

◇ 内部文件：指伦理委员会的内部文件，一般不对外公开。

◆ 文件类别的密级

◇ 公开：相关法律、法规与指南；伦理审查送审指南，伦理审查指南，委托伦理审查指南；伦理委员会章程，研究利益冲突政策，审查会议规则，岗位职责。

◇ 秘密：审查研究文件类；办公室的会议记录文件夹和工作日志文件夹。

◇ 内部文件：伦理委员会除公开、秘密外的其他文件。

◆ 保密期限与解密

◇ 秘密文件的保密期限为 10 年，或根据主要研究者、政府管理部门的相关要求延长保密期限；期满后保密等级降为内部文件。

5.2 访问权限
◆ 秘密文件
  ◇ 伦理委员会委员、独立顾问对于秘密文件的访问权限：在研究审查期间，可以查阅所授权审查研究的送审文件，不能复印；研究审查完成后，及时交回所有送审文件与审查文件。
  ◇ 主要研究者对于秘密文件的访问权限：凭与送审研究关系的证明，可以查阅或复印其送审研究的审查文件（受理通知，补充送审文件通知，决定文件）。
  ◇ 因质量检查评估活动，需查阅研究审查文件，经伦理委员会主任委员同意，签署 AF/07/1.0 保密承诺，可以在指定地点查阅，送审文件不能复印，可以因检查需要复印审查决定文件。伦理委员会办公室应当记录上述人员查阅研究审查文件的情况：日期，来访者单位，姓名，联系方式，来访事项，查阅审查研究名称。查阅人和秘书应当在文件查阅和复印登记表上签字并注明日期。
  ◇ 文件查阅和复印登记表单独成册保存。
◆ 内部文件
  ◇ 伦理委员会委员、秘书和办公室主任可以查阅内部文件，委员文件档案、独立顾问文件档案、秘书和办公室文件档案与主要研究者文件档案不能复印。
  ◇ 因质量检查评估、学术交流等活动，需查阅内部文件，经伦理委员会主任委员同意，签署保密承诺，可以在指定地点查阅，不能复印。秘书应当记录上述人员查阅内部文件的情况。
◆ 限制性措施
  ◇ 办公室、文件档案室应当离人锁门；室内文件橱柜上锁；大门钥匙和橱柜钥匙仅限秘书持有和保管。
  ◇ 获准查阅或复印人员进入文件档案室应当有秘书陪同，由秘书调取文件，在指定地点查阅，复印由秘书代办。

5.3 文件保管
◆ 办公室文件柜
  ◇ 管理类文件，待审文件，审查会议文件夹存放在伦理委员会办公室的文件柜中。
  ◇ 存放待审文件和审查会议文件夹的橱柜应当上锁，钥匙由秘书保管。
  ◇ 秘书和办公室主任都离开办公室时，应当将文件放入抽屉和文件柜中。
◆ 档案室
  ◇ 档案室分别设置库房和阅档室。库房具有防盗、防光、防高温、防火、防潮、防尘、防鼠、防虫等防护措施。库房和阅档室安装监控。
  ◇ 审查研究文件存在档案室。档案室大门钥匙存放在伦理委员会办公室。
  ◇ 政府检查人员或伦理委员会认证审核人员进入档案室应当有专人陪同。
  ◇ 获准查阅的人员，由秘书调取文件，在指定地点查阅。
◆ 保密的管理
  ◇ 委员、独立顾问、秘书和办公室主任应当熟知并执行文件保密规定。
  ◇ 不得向无关人员泄露秘密文件的内容；不能私自复印与外传秘密文件。
  ◇ 秘书、办公室主任调职或离职，应当把自己经管、保存的文件移交清楚，严禁私自带走。
  ◇ 违反保密规定者，给予批评，责令改正；情节严重者，给予行政处分。

6.相关文件
无。

7.附件表格
◆ AF/07/1.0 保密承诺

文件编号：IRB SOP/27/1.0

# 沟通交流记录

1.目的

为使伦理委员会办公室需要记录的沟通交流活动的工作有章可循，特制定本规程，以从程序上保证沟通交流活动得到恰当的记录和存档。

2.范围

本 SOP 适用于伦理委员会办公室与主要研究者，就审查决定相关问题的沟通交流活动，以及提醒主要研究者提交研究进展报告的工作。

3.职责

3.1　伦理委员会秘书

◆ 记录伦理审查意见相关问题的沟通交流活动。

◆ 记录提醒主要研究者提交研究进展报告。

◆ 保存沟通交流记录。

4.流程图

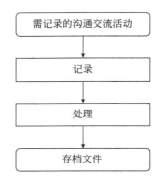

5.流程的操作细则

5.1　需记录的沟通交流活动

◆ 沟通交流的对象

　　◇ 主要研究者。

　　◇ 其他。

◆ 沟通交流的事项

　　◇ 与审查决定相关的问题

　　　　◆ 伦理审查意见传达后，主要研究者有不同意见，认为需要沟通交流的，可以向伦理委员会办公室提出。

　　　　◆ 秘书约定沟通交流方式，例如面谈、电话、电子邮件、微信、传真、短信等；约定面谈的时间和地点。

　　　　◆ 秘书听取主要研究者对伦理审查意见的不同意见及其理由，或澄清说明。

　　　　◆ 秘书与主要研究者沟通伦理审查意见所依据的法律法规、同意研究的标准和公认的伦理准则，沟通不同意见及其理由，明确问题所在，消除歧义。

　　◇ 提醒主要研究者提交研究进展报告，即提醒主要研究者伦理审查同意研究的有效期即将到期。

◇ 其他重大事项；秘书认为需要沟通交流的事项。

5.2 记录

◆ 与审查决定相关的问题以及其他重大事项的沟通交流：填写 AF/53/1.0 沟通交流记录，必要时附相关文件。

◆ 提醒主要研究者提交研究进展报告

 ◇ 电话提醒并记录日期、研究名称、提醒事项。

 ◇ 微信或短信提醒，截图发出与回复的内容。

 ◇ 电子邮件提醒，保存发出与回复的电子邮件。

5.3 处理

◆ 与主要研究者沟通交流后，主要研究者接受伦理委员会的审查决定的，不需要在审查会议中报告。

◆ 与主要研究者沟通交流后，主要研究者对伦理委员会的审查决定仍持有异议的，建议其提出复审，进入复审程序。

◆ 提醒主要研究者提交研究进展报告，不需要在审查会议中报告。

5.4 存档文件

◆ 与审查决定相关的沟通交流记录

 ◇ 秘书与主要研究者通过面谈和电话沟通交流伦理审查意见的，其沟通交流记录应当存入研究文件档案。

 ◇ 秘书与主要研究者通过电子邮件、微信或短信沟通交流伦理审查意见的，可以将电子邮件的打印版或微信、短信等交流内容截图的打印版直接用作沟通记录，其打印版应当存入研究文件档案。其电子版应当保存在办公室电脑"沟通交流"电子文件夹，并按日期排序；或直接存入研究的电子文件夹。

◆ 提醒提交研究进展报告

 ◇ 提醒主要研究者提交研究进展报告的电子邮件、微信和短信截图，其打印版应当存入研究文件档案。其电子版应当保存在办公室电脑"审查提醒"电子文件夹，并按日期排序；或直接存入研究的电子文件夹。

6.相关文件

无。

7.附件表格

◆ AF/53/1.0 沟通交流记录

# 第三部分
## 附件表格

# 第一类　列表

文件编号：AF/01/1.0

## 管理、指南与 SOP 列表

| 序号 | 管理（含指南） | 文件编号 |
|---|---|---|
| 01 | 伦理委员会章程 | IRB GL/01/1.0 |
| 02 | 研究利益冲突政策 | IRB GL/02/1.0 |
| 03 | 岗位职责 | IRB GL/03/1.0 |
| 04 | 审查会议规则 | IRB GL/04/1.0 |
| 05 | 伦理审查送审指南 | IRB GL/05/1.0 |
| 06 | 委托伦理审查指南 | IRB GL/06/1.0 |

| 序号 | 标准操作规程 | 文件编号 |
|---|---|---|
| | 第一类　标准操作规程的制定 | |
| 01 | 制定标准操作规程 | IRB SOP/01/1.0 |
| | 第二类　伦理委员会成员的培训 | |
| 02 | 培训 | IRB SOP/02/1.0 |
| | 第三类　伦理审查的程序 | |
| 03 | 受理送审 | IRB SOP/03/1.0 |
| 04 | 选择审查方式 | IRB SOP/04/1.0 |
| 05 | 选择主审委员 | IRB SOP/05/1.0 |
| 06 | 选择独立顾问 | IRB SOP/06/1.0 |
| 07 | 免除审查 | IRB SOP/07/1.0 |
| 08 | 简易审查 | IRB SOP/08/1.0 |
| 09 | 会议准备 | IRB SOP/09/1.0 |
| 10 | 会议审查 | IRB SOP/10/1.0 |
| 11 | 会议记录 | IRB SOP/11/1.0 |
| 12 | 传达审查决定 | IRB SOP/12/1.0 |

续表

| 序号 | 标准操作规程 | 文件编号 |
|---|---|---|
| 13 | 存档审查文件 | IRB SOP/13/1.0 |
| 第四类　伦理审查的类别 | | |
| 14 | 初始审查 | IRB SOP/14/1.0 |
| 15 | 修正案审查 | IRB SOP/15/1.0 |
| 16 | 定期审查 | IRB SOP/16/1.0 |
| 17 | 安全性审查 | IRB SOP/17/1.0 |
| 18 | 偏离方案审查 | IRB SOP/18/1.0 |
| 19 | 暂停或终止研究审查 | IRB SOP/19/1.0 |
| 20 | 研究完成审查 | IRB SOP/20/1.0 |
| 21 | 复审 | IRB SOP/21/1.0 |
| 第五类　伦理监督 | | |
| 22 | 实地访查 | IRB SOP/22/1.0 |
| 23 | 研究参与者抱怨 | IRB SOP/23/1.0 |
| 第六类　委托伦理审查 | | |
| 24 | 委托伦理审查 | IRB SOP/24/1.0 |
| 第七类　伦理委员会办公室管理 | | |
| 25 | 文件管理 | IRB SOP/25/1.0 |
| 26 | 文件保密 | IRB SOP/26/1.0 |
| 27 | 沟通交流记录 | IRB SOP/27/1.0 |

文件编号：AF/02/1.0

# 附件表格列表

| 序号 | 附件表格 | 文件编号 |
|---|---|---|
| 第一类　列表 | | |
| 01 | 管理、指南与 SOP 列表 | AF/01/1.0 |
| 02 | 附件表格列表 | AF/02/1.0 |
| 第二类　组织管理 | | |
| 03 | 委员声明 | AF/03/1.0 |
| 04 | 利益冲突声明（委员，独立顾问） | AF/04/1.0 |
| 05 | 利益冲突声明（秘书，办公室主任） | AF/05/1.0 |
| 06 | 利益冲突声明（主要研究者，研究者） | AF/06/1.0 |
| 07 | 保密承诺 | AF/07/1.0 |
| 08 | 培训记录 | AF/08/1.0 |
| 第三类　伦理委员会的管理 | | |
| 09 | 伦理委员会管理和 SOP 修订申请表 | AF/09/1.0 |
| 10 | 伦理委员会管理和 SOP 沿革表 | AF/10/1.0 |
| 11 | 伦理委员会管理和 SOP 发放、回收记录 | AF/11/1.0 |
| 第四类　送审 | | |
| 12 | 送审文件清单 | AF/12/1.0 |
| 13 | 免除审查申请表 | AF/13/1.0 |
| 14 | 初始审查申请表 | AF/14/1.0 |
| 15 | 免除知情同意申请表 | AF/15/1.0 |
| 16 | 变更知情同意申请表 | AF/16/1.0 |
| 17 | 知情同意书免除签字申请表 | AF/17/1.0 |
| 18 | 修正案审查申请表 | AF/18/1.0 |
| 19 | 研究进展报告 | AF/19/1.0 |
| 20 | 严重不良事件报告 | AF/20/1.0 |
| 21 | 偏离方案报告 | AF/21/1.0 |
| 22 | 暂停或终止研究报告 | AF/22/1.0 |
| 23 | 研究完成报告 | AF/23/1.0 |

| 序号 | 附件表格 | 文件编号 |
|---|---|---|
| 24 | 复审申请表 | AF/24/1.0 |
| 25 | 委托伦理审查申请表 | AF/25/1.0 |
| 第五类　受理 | | |
| 26 | 补充送审文件通知 | AF/26/1.0 |
| 27 | 受理通知 | AF/27/1.0 |
| 第六类　审查和咨询工作表 | | |
| 28 | 免除审查工作表 | AF/28/1.0 |
| 29 | 方案审查工作表 | AF/29/1.0 |
| 30 | 知情同意书审查工作表（干预性研究） | AF/30/1.0 |
| 31 | 知情同意书审查工作表（观察性研究） | AF/31/1.0 |
| 32 | 知情同意书审查工作表（可识别的信息数据或生物样本的二次使用的研究） | AF/32/1.0 |
| 33 | 知情同意书审查工作表（可识别的信息数据或生物样本的研究的泛知情同意） | AF/33/1.0 |
| 34 | 知情同意书审查工作表（免除知情同意） | AF/34/1.0 |
| 35 | 知情同意书审查工作表（变更知情同意） | AF/35/1.0 |
| 36 | 修正案审查工作表 | AF/36/1.0 |
| 37 | 定期审查工作表 | AF/37/1.0 |
| 38 | 严重不良事件审查工作表 | AF/38/1.0 |
| 39 | 偏离方案审查工作表 | AF/39/1.0 |
| 40 | 暂停或终止研究审查工作表 | AF/40/1.0 |
| 41 | 研究完成审查工作表 | AF/41/1.0 |
| 42 | 复审工作表 | AF/42/1.0 |
| 43 | 独立顾问咨询工作表 | AF/43/1.0 |
| 第七类　审查 | | |
| 44 | 简易审查主审综合意见 | AF/44/1.0 |
| 45 | 会议日程 | AF/45/1.0 |
| 46 | 会议签到表 | AF/46/1.0 |
| 47 | 投票单 | AF/47/1.0 |
| 48 | 会议审查决定表 | AF/48/1.0 |
| 49 | 会议记录 | AF/49/1.0 |

续表

| 序号 | 附件表格 | 文件编号 |
|---|---|---|
| 50 | 伦理审查意见 | AF/50/1.0 |
| 51 | 伦理审查批件 | AF/51/1.0 |
| 52 | 伦理审查决定文件签收表 | AF/52/1.0 |
| 53 | 沟通交流记录 | AF/53/1.0 |
| 第八类　监督检查 | | |
| 54 | 实地访查记录 | AF/54/1.0 |
| 55 | 研究参与者抱怨记录 | AF/55/1.0 |
| 56 | 委托伦理审查合同 | AF/56/1.0 |
| 第九类　附件 | | |
| 57 | 术语表 | AF/57/1.0 |
| 58 | 参考文献 | AF/58/1.0 |

# 第二类　组织管理

文件编号：AF/03/1.0

## 委员声明

一、我接受担任伦理委员会工作的聘请，我将履行自己的职责。我知道这项工作是兼职的。

二、我将按要求认真参加有关伦理和科学方面的初始培训及继续教育，根据培训目的努力学习，参加考核并力争取得好的成绩。

三、我同意公开自己的完整姓名、职业和隶属关系；同意按要求公开工作报酬和其他有关开支。

四、我同意签署一份有关送审文件、审查文件、研究参与者信息和相关事宜的保密承诺。

五、我同意签署利益冲突声明，公开与审查研究相关的经济和非经济利益关系。


签字：　　　　　　　　　　　　　　　　　　日期：　　年　月　日

文件编号：AF/04/1.0

# 利益冲突声明
# (委员，独立顾问)

我同意参加伦理委员会的审查或咨询工作，为了保证伦理审查或咨询工作的公正性和独立性，我声明如下：

一、当与审查研究存在以下（但不限于）利益冲突时，我将主动向伦理委员会办公室声明并回避该研究的审查、决定或咨询：

1. 存在与申办者之间购买、出售或出租、租借任何财产或不动产的关系。

2. 存在与申办者之间的雇佣与服务关系或赞助关系，例如受聘公司的顾问或专家，接受申办者提供的研究基金，赠予的礼品、仪器设备、顾问费或专家咨询费。

3. 存在与申办者之间授予任何许可、合同与转包合同的关系，例如专利许可、科研成果转让等。

4. 存在与申办者之间的投资关系，例如购买申办者公司的股票。

5. 本人的配偶、子女、家庭成员、商业合伙人与研究的申办者之间存在经济和非经济利益关系，或本人与研究的申办者之间有直接的家庭成员关系。

6. 本人同时承担所审查或咨询研究的主要研究者或研究者职责。

7. 参与所审查或咨询的研究的设计、实施和报告工作。

8. 本人的配偶、子女、家庭成员、商业合伙人或其他具有密切私人关系者在所审查或咨询研究中担任主要研究者或研究者的职责。

9. 存在其他可能影响本人独立和公正性判断的影响因素，例如与主要研究者或研究者存在亲密关系或矛盾。

二、接受政府监督管理部门、卫生行政主管部门以及研究机构监察室的监督与检查。

三、如果我发现伦理委员会审查和咨询工作中存在任何可能导致利益冲突的情况，我将向伦理委员会或监察室报告，以便采取恰当的措施进行处理。


签字：                                                    日期：        年    月    日

文件编号：AF/05/1.0

# 利益冲突声明
## (秘书，办公室主任)

我同意参加伦理委员会的审查管理工作，为了保证伦理审查管理工作的公正性和独立性，我声明如下：

一、当与审查研究存在以下（但不限于）利益冲突时，我将主动向伦理委员会办公室声明并回避该研究的审查管理：

1. 存在与申办者之间购买、出售或出租、租借任何财产或不动产的关系。

2. 存在与申办者之间的雇佣与服务关系或赞助关系，例如受聘公司的顾问或专家，接受申办者提供的研究基金，赠予的礼品、仪器设备、顾问费或专家咨询费。

3. 存在与申办者之间授予任何许可、合同与转包合同的关系，例如专利许可、科研成果转让等。

4. 存在与申办者之间的投资关系，例如购买申办者公司的股票。

5. 本人的配偶、子女、家庭成员、商业合伙人与研究的申办者之间存在经济和非经济利益关系，或本人与研究的申办者之间有直接的家庭成员关系。

6. 本人同时承担所审查管理的研究的主要研究者或研究者职责。

7. 参与所审查管理的研究的设计、实施和报告工作。

8. 本人的配偶、子女、家庭成员、商业合伙人或其他具有密切私人关系者在所审查管理的研究中担任主要研究者或研究者的职责。

二、接受政府监督管理部门、卫生行政主管部门以及研究机构监察室的监督与检查。

三、如果我发现伦理委员会审查管理工作中存在任何可能导致利益冲突的情况，我将向伦理委员会或监察室报告，以便采取恰当的措施进行处理。


签字：                                      日期：    年  月  日

文件编号：AF/06/1.0

# 利益冲突声明
## (主要研究者，研究者)

| 研究名称 | |
|---|---|
| 研究来源 | |

本人就该研究的经济利益和非经济利益冲突，声明如下：

| | |
|---|---|
| 您或您的直系亲属、商业合伙人是否拥有任何具有价值的且与该研究相关的任何所有者权益，包括但不限于股票和期权，在公开交易的多元化共同基金中具有的利益除外 | □是，□否 |
| 您或您的直系亲属、商业合伙人是否拥有与该研究相关的任何数额的补偿，包括但不限于酬金、顾问费、专利使用费或其他收入 | □是，□否 |
| 您或您的直系亲属、商业合伙人是否拥有任何具有价值的且与该研究相关的专有权益，包括但不限于专利、商标、版权和许可协议 | □是，□否 |
| 您或您的直系亲属、商业合伙人是否与可能参与该研究审查的委员有特殊关系（无论是否有补偿等经济联系）。更多信息请咨询伦理委员会办公室 | □是，□否 |
| 您或您的直系亲属、商业合伙人是否存在与该研究相关的，由申办者提供报销或赞助的差旅费用（无论金额大小） | □是，□否 |
| 您或您的直系亲属、商业合伙人与申办者存在非经济利益冲突 | □是，□否 |

"直系亲属"指配偶、未婚同居的异性伴侣及未成年子女。

"与该研究相关"指个人或个人的直系亲属在申办者、测试产品或服务或申办者的竞争对手中持有的任何利益。

| 研究者承诺 | 作为该研究的主要研究者或研究者，我的上述经济利益冲突声明属实 | | |
|---|---|---|---|
| 签字 | | 日期 | 年　月　日 |

文件编号：AF/07/1.0

# 保密承诺

一、承诺人

□伦理委员会委员，□独立顾问，□伦理委员会办公室主任

□伦理委员会秘书，□其他：

二、保密范围

1.秘密文件——关于研究的以下文件

（1）审查研究的送审文件。

（2）送审研究的审查文件：审查工作表，独立顾问咨询工作表，会议日程，会议签到表，会议记录，投票单，会议审查决定表，简易审查主审综合意见，沟通交流记录，决定文件。

（3）实地访查记录，研究参与者抱怨记录。

（4）审查会议的讨论内容。

2.内部文件

（1）委员文件档案。

（2）独立顾问文件档案。

（3）秘书和办公室主任文件档案。

（4）主要研究者文件档案。

（5）通讯录。

三、保密义务

1.我承诺所接触的秘密文件仅用于研究的审查或咨询目的或仅用于检查伦理审查工作的目的。

2.我承诺所接触的内部文件仅用于检查伦理审查工作或学术交流的目的。

3.我承诺对本协议保密范围内文件涉及商业秘密、研究参与者的隐私和个人信息，以及审查会议的讨论内容保密，不向任何第三方泄露，不借此为自己或第三方谋取商业和非商业利益。

4.我承诺不复制、不留存本协议保密范围内的所有信息。

我已被告知，如果违背承诺，我将承担由此而导致的法律责任。


签字：　　　　　　　　　　　　　　　　　　　　日期：　　年　月　日

文件编号：AF/08/1.0

# 培训记录

一、培训项目和参加人员记录

| | |
|---|---|
| 主办单位 | |
| 培训主题 | |
| 培训内容 | 附：培训会议日程 |
| 培训地点 | |
| 培训日期 | 培训课时 |
| 参加的委员、秘书和办公室主任 | |
| 培训证书 | 附：培训证书复印件 |
| 记录者 | |
| 记录日期 | 年　月　日 |

二、个人历次培训的记录

| | |
|---|---|
| 姓名 | |

| 主办单位 | 培训主题 | 培训地点① | 培训日期 | 培训课时 | 培训考核② |
|---|---|---|---|---|---|
| | | | | | |
| | | | | | |
| | | | | | |
| | | | | | |
| | | | | | |
| | | | | | |
| | | | | | |
| | | | | | |
| | | | | | |
| | | | | | |

① 培训地点：如果是远程培训，记录"远程培训"。

② 培训考核：如果培训没有考核，记录"无"。

# 第三类　伦理委员会的管理

文件编号：AF/09/1.0

## 伦理委员会管理和 SOP 修订申请表

一、修订建议

1. 修订原因

| | |
|---|---|
| □ | 伦理相关的法律、法规、政策和指南的颁布或修订 |
| □ | 委员、秘书和办公室主任对工作程序的改进建议 |
| □ | 政府监督检查的意见 |
| □ | 第三方对伦理委员会工作的质量评估的意见 |
| □ | 伦理委员会认证发现的不符合内容 |
| □ | 其他： |

2. 修订事项

|  |
|---|
|  |

3. 修订内容

|  |
|---|
|  |

4. 修订涉及的文件

|  |
|---|
|  |

| 提议者签字 | |
|---|---|
| 日期 | 年　月　日 |

二、审核意见

| □同意修订，□不同意修订 |
|---|

| 伦理委员会主任委员签字 | |
|---|---|
| 日期 | 年　月　日 |

文件编号：AF/10/1.0

# 伦理委员会管理和 SOP 沿革表

一、第 2 版修订　日期：　　　年　月　日

| 修订原因 | |
|---|---|

| 修订事项 | |
|---|---|
| 修订内容 | |
| 修订涉及的文件 | |

| 修订事项 | |
|---|---|
| 修订内容 | |
| 修订涉及的文件 | |

| 修订事项 | |
|---|---|
| 修订内容 | |
| 修订涉及的文件 | |

二、第 3 版修订　日期：　　　年　月　日

| 修订原因 | |
|---|---|

| 修订事项 | |
|---|---|
| 修订内容 | |
| 修订涉及的文件 | |

| 修订事项 | |
|---|---|
| 修订内容 | |
| 修订涉及的文件 | |

| 修订事项 | |
|---|---|
| 修订内容 | |
| 修订涉及的文件 | |

文件编号：AF/11/1.0

# 伦理委员会管理和 SOP 发放、回收记录

一、文件名称和编号

|  |
| --- |
|  |

二、发放、回收记录

| 部门或人员 | 新版发放份数 | 签收人 | 日期 | 旧版回收份数 |
| --- | --- | --- | --- | --- |
|  |  |  |  |  |
|  |  |  |  |  |
|  |  |  |  |  |
|  |  |  |  |  |
|  |  |  |  |  |
|  |  |  |  |  |
|  |  |  |  |  |
|  |  |  |  |  |
|  |  |  |  |  |
|  |  |  |  |  |
|  |  |  |  |  |
|  |  |  |  |  |
|  |  |  |  |  |
|  |  |  |  |  |
|  |  |  |  |  |
|  |  |  |  |  |
|  |  |  |  |  |
|  |  |  |  |  |

| 发放者或回收者签字 |  |
| --- | --- |
| 日期 | 年　月　日 |

# 第四类　送审

文件编号：AF/12/1.0

## 送审文件清单

一、初始审查

（一）免除审查申请

1.AF/13/1.0 免除审查申请表

2.研究方案（签字并注明版本号和版本日期）

3.科学性论证意见

4.主要研究者履历

5.研究者履历

6.主要研究者和研究者资格的证明文件

7.问卷调查（注明版本号和版本日期）（如有）

8.访谈提纲（注明版本号和版本日期）（如有）

（二）简易审查和会议审查

1.研究文件诚信承诺书

2.AF/14/1.0 初始审查申请表

3.研究方案（签字并注明版本号和版本日期）

4.知情同意书（注明版本号和版本日期）

（1）AF/15/1.0 免除知情同意申请表（如有）

（2）AF/16/1.0 变更知情同意申请表（如有）

（3）AF/17/1.0 知情同意书免除签字申请表（如有）

5.招募广告（注明版本号和版本日期）（如有）

6.提供给研究参与者的其他书面文件（注明版本号和版本日期）（如有）

7.病例报告表或记录表（注明版本号和版本日期）（如有）

8.研究者手册（注明版本号和版本日期）（如有）

9.现有的安全性文件（如有）

10.包含研究参与者补偿和支付信息的文件（如有）

11.主要研究者履历

12.研究者履历

13.主要研究者和研究者资格的证明文件

14.研究所涉及的相关机构的合法资质证明（如有）

15.研究经费来源说明

（1）课题任务书或批准书

（2）研究机构研究管理部门出具的研究经费来源证明

16.生物样本、信息数据的来源证明（如有）

17.科学性论证意见

（1）课题任务书或批准书

（2）学术委员会等出具的科学性论证意见

18.AF/06/1.0利益冲突声明（主要研究者，研究者）

19.研究成果的发布形式说明（注明版本号和版本日期）

20.其他伦理委员会对研究的修改意见或否定性意见（如有）

21.伦理委员会认为需要提交的其他相关文件

二、跟踪审查

（一）修正案审查申请

1.AF/18/1.0修正案审查申请表

2.修正文件的修正说明表（按实际修正需求，可以存在以下1个或多个）

（1）研究方案的修正说明表

（2）知情同意书的修正说明表

（3）招募广告的修正说明表

（4）病例报告表或记录表的修正说明表

（5）提供给研究参与者的其他书面文件的修正说明表

（6）需要伦理审查同意的其他书面文件的修正说明表

3.修正的文件（按实际修正需求，可以存在以下1个或多个）

（1）修正的研究方案（注明版本号和版本日期）

（2）修正的知情同意书（注明版本号和版本日期）

（3）修正的招募广告（注明版本号和版本日期）

（4）修正的病例报告表或记录表（注明版本号和版本日期）

（5）修正的提供给研究参与者的其他书面文件（注明版本号和版本日期）

（6）修正的需要伦理审查同意的其他书面文件（注明版本号和版本日期）

（二）研究进展报告

AF/19/1.0研究进展报告

（三）安全性报告

1.AF/20/1.0严重不良事件报告

2.其他潜在的严重安全性风险信息报告

（四）偏离方案报告

AF/21/1.0偏离方案报告

（五）暂停或终止研究报告

AF/22/1.0暂停或终止研究报告

（六）研究完成报告

AF/23/1.0研究完成报告

三、复审

1.AF/24/1.0复审申请表

2.修正文件的修正说明表（按实际修正需求，可以存在以下1个或多个）

（1）研究方案的修正说明表

（2）知情同意书的修正说明表

（3）招募广告的修正说明表

（4）病例报告表或记录表的修正说明表

（5）提供给研究参与者的其他书面文件的修正说明表

（6）需要伦理审查同意的其他书面文件的修正说明表

3.修正的文件（按实际修正需求，可以存在以下 1 个或多个）

（1）修正的研究方案（注明版本号和版本日期）

（2）修正的知情同意书（注明版本号和版本日期）

（3）修正的招募广告（注明版本号和版本日期）

（4）修正的病例报告表或记录表（注明版本号和版本日期）

（5）修正的提供给研究参与者的其他书面文件（注明版本号和版本日期）

（6）修正的需要伦理审查同意的其他书面文件（注明版本号和版本日期）

4.提出申诉的说明文件（如有）

文件编号：AF/13/1.0

# 免除审查申请表

| 研究名称 | | | |
|---|---|---|---|
| 研究来源 | | | |
| 科室/教研室/研究所 | | | |
| 主要研究者 | | 联系方式 | |
| 研究方案版本号 | | 研究方案版本日期 | 年　月　日 |

**研究信息**

一、使用人的信息数据或生物样本开展的涉及人的生命科学和医学研究：□否，□是→填写下列选项

1.研究不对人体造成伤害：□是，□否

2.研究不涉及敏感个人信息：□是，□否

3.研究不涉及商业利益：□是，□否

满足以上全部情形：□否，□是→填写下列选项

□ 利用合法获得的公开数据，或通过观察且不干扰公共行为产生的数据进行研究的。

□ 使用匿名化的信息数据开展研究的。

□ 使用已有的人的生物样本开展研究，所使用的生物样本来源符合相关法规和伦理准则，研究相关内容和目的在规范的知情同意范围内，且不涉及使用人的生殖细胞、胚胎和生殖性克隆、嵌合、可遗传的基因操作等活动的。

□ 使用生物样本库来源的人源细胞株或细胞系等开展研究，研究相关内容和目的在提供方授权范围内，且不涉及人胚胎和生殖性克隆、嵌合、可遗传的基因操作等活动的。

二、属于涉及人类研究参与者的研究（即不包括不被视为研究或不使用研究参与者的研究），但不属于涉及人的生命科学和医学研究。除非法律、管理部门或研究机构负责人另有要求，且研究风险不大于最小风险，并有相应的风险控制和应对措施。□否，□是→填写下列选项

□ 在既定的或普遍接受的教育环境中进行的研究，具体涉及正常的教育实践，不会对学生学习规定的教育内容的机会或对提供教学的教育者的评估产生不利影响。这包括大多数关于常规教育和特殊教育教学策略的研究，以及关于教学技巧、课程或课堂管理方法的有效性或比较的研究。

□ 仅包括涉及教育测试（认知测试、诊断测试、能力测试、成绩测试）、调查程序、访谈程序或对公众行为的观察（包括视觉或听觉记录）的互动研究，且至少符合下列标准之一：

　● 所获得的信息由研究者记录，其记录方式使人无法直接或通过与研究参与者相关的识别信息轻易确定研究参与者的身份。

　● 在研究之外披露研究参与者的任何反应都不会合理地使研究参与者面临刑事或民事责任风险，也不会损害研究参与者的财务状况、就业能力、教育进步或名誉。

□ 食品口味和质量评价以及消费者接受性研究，且至少符合下列标准之一：

- 研究用健康食品不含添加剂。
- 研究用食品所含食品添加剂在安全范围，且不超过国家有关部门标准，或化学农药或环境污染物含量不超出国家有关部门的安全范围。

| 主要研究者签字： | 日期： 年 月 日 |
|---|---|

文件编号：AF/14/1.0

# 初始审查申请表

| 研究名称 | |  |  |
|---|---|---|---|
| 研究来源 | | | |
| 科室/教研室/研究所 | | | |
| 主要研究者 | | 联系方式 | |
| 研究设计类型 | □干预性研究<br>□观察性研究：□前瞻性研究，□回顾性研究<br>利用信息数据或生物样本的研究：□以往采集保存，□研究采集 | | |
| 研究预期起止时间 | | | |
| 招募研究参与者人数 | 本研究机构人数 | | 总人数 |
| 研究的获益 | 是否给研究参与者带来直接获益？□否，□是→请说明：_____<br>是否带来社会获益？□是，□否 | | |
| 研究的风险 | 是否对研究参与者存在潜在损害？□否，□是→请说明：_____<br>是否涉及创伤性程序？□否，□是→请说明：_____<br>是否采取风险防范控制措施？□否，□是→请说明：_____ | | |
| 使用信息数据 | □否，□是→□采集信息数据，□利用以往保存的信息数据<br>类型：□匿名化，□未匿名化，□其他：_____ | | |
| 使用人体生物样本 | □否，□是→□采集生物样本，□利用以往保存的生物样本<br>类型：□血液，□尿液，□组织，□其他：_____ | | |
| 纳入和排除标准 | | | |
| 研究对象 | □健康者，□患者 | | |
| 弱势人群特征 | □否，□是→请选择人员类别（可多选）<br>□未成年人，□教育或经济地位低下的人员（例如文盲、无医保穷人等），□不治之症患者，□认知功能障碍或因健康状况而没有能力做出知情同意的成人，□主要研究者的下属或学生，□囚犯或劳动教养人员，□入住福利院的人，□军人 | | |
| 研究参与者招募 | 谁负责招募：□主要研究者，□研究者，□其他：_____<br>招募方式：□广告，□诊疗，□数据库，□中介，□其他：_____ | | |

| | |
|---|---|
| 补偿费用 | 货币补偿：□无，□有→补偿金额：_____元<br>非货币补偿：□无，□有→补偿形式：_____<br>补偿支付方式：□按随访时间点，分次支付；□按完成的随访工作量，一次性支付；□完成全部随访后支付 |
| 研究参与者参加研究的费用 | 研究参与者参加研究的直接费用（例如交通费）的报销或津贴：□无，□有<br>谁支付研究干预的费用：□主要研究者，□研究参与者或其医疗保险<br>谁支付研究检查的费用：□主要研究者，□研究参与者或其医疗保险 |
| 知情同意的过程 | 谁获取知情同意（可多选）：□主要研究者，□研究者，□其他：_____<br>获取知情同意地点（可多选）：□私密房间，□研究参与者接待室，□其他：_____<br>知情同意签字（可多选）：□研究参与者，□监护人<br>签署知情同意书的时间：□告知研究信息当时，□给研究参与者时间考虑 |
| 以何种形式获得研究参与者的同意 | □书面<br>□口头（填写 AF/17/1.0 知情同意书免除签字申请表）<br>□免除知情同意（填写 AF/15/1.0 免除知情同意申请表） |
| 隐私保护 | 研究是否采集隐私和个人信息：□否，□是→涉及哪些隐私和个人信息？□姓名，□性别，□年龄，□电话，□地址，□病历信息，□其他：_____<br>主要研究者是否保证在研究成果的发布中不公开研究参与者姓名等可识别的身份信息？□是，□否 |
| 数据保密 | 研究中和研究后，谁有权查看研究记录和原始数据？<br>□研究机构研究管理人员，□政府职能部门，□伦理委员会<br>研究完成后，谁保存研究记录和原始数据？□研究机构，□主要研究者<br>保存年限：□10 年，□_____年 |
| 预期研究成果的发布形式 | □论文，□会议交流，□新闻发布，□专利，□报奖，□其他：_____ |
| 主要研究者研究文件诚信承诺 | 本人承诺所填写和提交的文件内容真实有效，不存在违反法律法规、科技安全等规定的内容<br>我将遵循我国相关法律法规、研究方案及伦理委员会的要求，开展本研究 |
| 主要研究者签字 | | 日期 | 年 月 日 |

文件编号：AF/15/1.0

# 免除知情同意申请表

| 研究名称 | | | |
|---|---|---|---|
| 研究来源 | | | |
| 科室/教研室/研究所 | | | |
| 主要研究者 | | 联系方式 | |
| 研究方案版本号 | | 研究方案版本日期 | 年　月　日 |

**研究信息**

| 研究必须满足以下两组标准之一 | |
|---|---|
| 1.利用以往健康活动或临床诊疗中获得的健康记录、医疗记录或生物样本的研究（所有选择必须为"是"） | |
| □是，□否 | 如果没有变更知情同意，研究将不可行或无法实施 |
| □是，□否 | 研究具有重要的社会价值 |
| □是，□否 | 研究对研究参与者的风险不大于最小风险 |
| 2.研究健康记录、医疗记录或生物样本的二次利用（所有选择必须为"是"） | |
| □是，□否 | 以往研究已获得研究参与者的书面同意，允许其他的研究使用其健康记录、医疗记录或生物样本 |
| □是，□否 | 本次研究符合原知情同意书的许可条件 |
| □是，□否 | 研究参与者的隐私和个人信息得到保护 |
| **主要研究者承诺**：本研究不利用健康者或患者以前已明确地拒绝利用的健康记录、医疗记录或生物样本。（健康者或患者以前已明确拒绝利用的健康记录、医疗记录和生物样本只有在突发公共事件紧急情况需要时才可利用。） | |

| 主要研究者签字： | 日期：　年　月　日 |
|---|---|

文件编号：AF/16/1.0

# 变更知情同意申请表

| 研究名称 | | | |
|---|---|---|---|
| 研究来源 | | | |
| 科室/教研室/研究所 | | | |
| 主要研究者 | | 联系方式 | |
| 研究方案版本号 | | 研究方案版本日期 | 年　月　日 |
| 知情同意书版本号 | | 知情同意书版本日期 | 年　月　日 |

## 研究信息

| 前提条件（所有选择必须为"是"） | |
|---|---|
| □是，□否 | 如果没有变更知情同意，研究将不可行或无法实施 |
| □是，□否 | 研究具有重要的社会价值 |
| □是，□否 | 研究对研究参与者的风险不大于最小风险 |
| 必须满足以下两个附加条件之一 | |
| 1.隐瞒信息（所有选择必须为"是"） | |
| □是，□否 | 需要在知情同意过程中隐瞒信息，以确保研究的有效性 |
| □是，□否 | 事先征询潜在的研究参与者同意在研究完成前将不告知他们某些研究程序的目的，在研究完成后告知所隐瞒的信息。例如，监测研究参与者的依从性，有关研究分组的详细程序 |
| □是，□否 | 如果事先征询研究参与者同意隐瞒信息可能危及研究的有效性，在完成数据收集前都不能告知研究参与者某些信息已被隐瞒。此类事先未征询研究参与者同意的隐瞒信息，要求在研究结果分析之前，必须向研究参与者披露被隐瞒的信息，并允许其考虑是否撤回在研究中所采集的他们的数据。研究开始前，必须考虑研究参与者撤回数据对研究有效性的潜在影响 |
| 2.主动欺骗（所有选择必须为"是"） | |
| □是，□否 | 某些社会行为学研究，只有通过主动欺骗才能获得有效的研究结果 |
| □是，□否 | 主要研究者应当向伦理委员会证明：①没有其他方法可以获得有效和可靠的信息数据；②研究具有重要的社会价值；③不隐瞒类似信息，会导致理性的人拒绝参加研究 |

| □是，□否 | 事先征询潜在的研究参与者同意，在知情同意过程中将被告知不完整的信息 |
| --- | --- |
| □是，□否 | 事后情况说明，解释欺骗的原因 |
| **主要研究者承诺**：向研究参与者或其监护人变更知情同意，事先征询同意，事后说明情况，解释原因 |  |

| 主要研究者签字： | 日期：　　年　月　日 |
| --- | --- |

文件编号：AF/17/1.0

# 知情同意书免除签字申请表

| 研究名称 | | | |
|---|---|---|---|
| 研究来源 | | | |
| 科室/教研室/研究所 | | | |
| 主要研究者 | | 联系方式 | |
| 研究方案版本号 | | 研究方案版本日期 | 年　月　日 |
| 知情同意书版本号 | | 知情同意书版本日期 | 年　月　日 |

**研究信息**

| 研究必须满足以下两组标准之一 | |
|---|---|
| 1. 知情同意书免除签字（所有选择必须为"是"） | |
| □是，□否 | 签署的知情同意书会对研究参与者的隐私构成不正当的威胁 |
| □是，□否 | 向研究参与者提供符合充分告知信息的知情同意书文本 |
| □是，□否 | 研究中唯一能联系到研究参与者的记录是知情同意文件 |
| □是，□否 | 签署知情同意书的主要风险是泄密导致的可能损害 |
| □是，□否 | 将询问每位研究参与者是否想要签字，尊重研究参与者的意愿 |
| 选择以下其中一项：<br>□将向研究参与者或其监护人提供介绍研究的书面文件<br>□不向研究参与者或其监护人提供介绍研究的书面文件 | |
| 2. 知情同意书免除签字（所有选择必须为"是"） | |
| □是，□否 | 向研究参与者提供符合充分告知信息的知情同意书文本 |
| □是，□否 | 研究不大于最小风险 |
| □是，□否 | 研究不涉及在常规情况下需要获得知情同意的步骤（例如手术），如访谈研究、邮件或电话调查。在征得研究参与者同意后，会录音；如果研究参与者拒绝录音，应当做好知情同意过程的记录 |

选择以下其中一项：

□将向研究参与者或其监护人提供介绍研究的书面文件

□不向研究参与者或其监护人提供介绍研究的书面文件

**主要研究者承诺**：向研究参与者或其监护人充分告知研究信息；获得研究参与者或其监护人的口头同意并以适当的形式存档

主要研究者签字：　　　　　　　　　　　　　　　　　日期：　　年　月　日

# 修正案审查申请表

| 研究名称 | | | | |
|---|---|---|---|---|
| 研究来源 | | | | |
| 科室/教研室/研究所 | | | | |
| 主要研究者 | | 联系方式 | | |
| 原研究方案版本号 | | 版本日期 | 年　月　日 | |
| 修正的研究方案版本号 | | 版本日期 | 年　月　日 | |
| 原知情同意书版本号 | | 版本日期 | 年　月　日 | |
| 修正的知情同意书版本号 | | 版本日期 | 年　月　日 | |
| 原招募广告版本号 | | 版本日期 | 年　月　日 | |
| 修正的招募广告版本号 | | 版本日期 | 年　月　日 | |
| 原主要研究者 | | 现主要研究者 | | |

1.修正类别：□研究方案（□研究步骤，□研究参与者例数，□纳入或排除标准，□干预措施，□其他，请说明：＿＿＿＿＿＿＿＿＿＿＿＿），□知情同意书，□招募广告，□病例报告表或记录表，□主要研究者，□其他，请说明：＿＿＿＿＿＿＿＿＿＿＿＿

2.修正的具体内容与原因：

3.方案修正是否增加研究参与者的预期风险：□是，□否，□不适用

4.方案修正是否减少研究参与者的预期获益：□是，□否，□不适用

5.方案修正是否涉及弱势人群：□是，□否，□不适用

6.方案修正是否改变研究参与者参加研究的持续时间和花费：□是，□否，□不适用

7.如果研究已经开始，修正案是否对已经纳入的研究参与者造成影响：□是，□否，□不适用

8.在研研究参与者是否需要重新获取知情同意：□是，□否，□不适用

主要研究者签字：　　　　　　　　　　　　　　　　　　　　　日期：　年　月　日

文件编号：AF/19/1.0

# 研究进展报告

| | |
|---|---|
| 研究名称 | |
| 研究来源 | |
| 科室/教研室/研究所 | |
| 主要研究者 | |
| 联系方式 | |
| 伦理审查同意研究的有效期 | 个月 |
| 起止日期 | 年 月 日— 年 月 日 |

一、研究参与者信息

| 研究总例数 | 例 | 已入组例数 | 例 |
|---|---|---|---|
| 在研研究参与者例数 | 例 | 提前退出例数 | 例 |
| 严重不良事件例数 | 例 | 已报告严重不良事件例数 | 例 |

二、研究进展情况

1.研究阶段：□研究未启动，□正在招募研究参与者但尚未入组，□正在实施研究，□研究参与者的研究干预已完成，□后期数据处理阶段

2.是否存在显著影响研究实施的非预期问题：□否，□是→请说明：

3.是否存在与研究干预相关的非预期严重不良事件：□是，□否

4.研究风险是否超过预期：□是，□否

5.是否存在影响研究风险与获益的任何新信息、新进展：□否，□是→请说明：

6.研究中是否存在影响研究参与者权益的问题：□否，□是→请说明：

7.严重不良事件或方案规定必须报告的重要医学事件已及时报告：□是，□否，□不适用

三、其他内容说明

| | |
|---|---|
| 主要研究者签字： | 日期： 年 月 日 |

文件编号：AF/20/1.0

# 严重不良事件报告

| 研究名称 | |
|---|---|
| 报告类型 | □首次报告，□随访报告（第　次），□总结报告 |

| 研究参与者姓名首字母或编码（非姓名） | | | |
|---|---|---|---|
| 民族 | | 出生时间 | 年　月　日 |
| 性别 | □男，□女 | 体重（公斤） | |
| 身高（厘米） | | 研究参与者是否退出研究 | □是，□否 |

| 严重不良事件（SAE）（此表可复制） | |
|---|---|
| SAE 名称（专业术语诊断） | |
| SAE 是否预期 | □是（已在研究方案和知情同意书中说明），□否 |
| SAE 发生时间 | 年　月　日 |
| SAE 获知时间 | 年　月　日 |
| SAE 结束时间 | 年　月　日 |
| SAE 程度 | □导致死亡，□危及生命（指患者即刻存在死亡的风险，并非是指假设将来发展严重时可能出现死亡），□导致住院或住院时间延长，□永久或显著的功能丧失，□致畸、致出生缺陷，□其他重要医学事件（可能不会立即危及生命、死亡或住院，但如果需要采取医学措施来预防以上情形之一的发生，也通常被视为是严重的） |
| 常见不良事件评价标准（CTCAE）分级 | |
| 对 SAE 的医疗措施 | □无，□有（请在"SAE 表现及处理的详细情况"栏说明），□不详 |
| SAE 的转归 | □痊愈，□痊愈伴有后遗症，□好转，□无好转，□死亡，□不详 |

| 死亡时间 | | 是否尸检 | □是（附尸检报告），□否 |
|---|---|---|---|

**与 SAE 相关的实验室检查项目**

| 检查项目名称 | 检查日期 | 检查结果 | 正常值上下限 |
|---|---|---|---|
|  |  |  |  |
|  |  |  |  |
|  |  |  |  |
|  |  |  |  |

**SAE 相关性评价**

| 可疑的干预措施 |  |
|---|---|
| 与 SAE 的相关性 | □肯定有关，□很可能有关，□可能有关，□肯定无关，□可能无关，□无法判断 |
| 停用可疑干预后 | □SAE 消失，□SAE 没有消失，□不适用，□不详 |
| 再次使用可疑干预后 | □SAE 再次出现，□SAE 没有再次出现，□不适用，□不详 |

| SAE 表现及处理的详细情况，包括：患者一般情况，疾病史，入组后诊断、治疗情况，出现不良事件的时间、严重程度，相关检查检验结果，采取的措施（包括是否停用干预、停用干预后不良事件是否仍然存在、是否进行了对症治疗、具体治疗方法、停用干预后再次使用干预是否出现不良事件等）、转归（包括出现 SAE 后历次相关检查检验结果等）。与干预因果关系判定应当综合非临床安全性研究结果、其他研究安全性信息、同类干预安全性研究信息、干预作用机理等，简单分析并阐述与干预的相关性的判定依据 |
|---|

| 采取措施 |
|---|
| 是否计划修改方案和/或知情同意书？□否，□是→请选择：□已修改方案和/或知情同意书以避免该风险，□即将修改方案和/或知情同意书 |

| 主要研究者签字 |  | 日期 | 年 月 日 |
|---|---|---|---|

文件编号：AF/21/1.0

# 偏离方案报告

| 研究名称 | | | |
|---|---|---|---|
| 研究来源 | | | |
| 科室/教研室/研究所 | | | |
| 主要研究者 | | 联系方式 | |

一、偏离方案的类别

| | |
|---|---|
| □ | 为消除对研究参与者的紧急危害，在伦理委员会同意前，主要研究者或研究者偏离方案 |
| □ | 研究纳入了不符合纳入标准或符合排除标准的研究参与者 |
| □ | 符合终止研究规定而未让研究参与者退出研究 |
| □ | 给予了研究参与者错误的治疗或不正确的剂量 |
| □ | 给予了研究参与者方案禁止的合并用药 |
| □ | 可能对研究参与者的权益和安全造成显著影响的情况 |
| □ | 可能对研究的科学性产生显著影响的情况 |
| □ | 同一主要研究者或研究者的同一偏离方案行为在被要求纠正后，再次发生 |
| □ | 主要研究者对偏离方案事件不予以纠正 |
| □ | 其他： |

二、偏离方案事件的描述（应当明确主要研究者、责任研究者、研究参与者编号、方案规定的标准做法、实际操作过程中的事实情况以及发生原因等要素内容）

| |
|---|
| |

三、偏离方案的影响

1.是否影响研究参与者的安全：□是，□否

2.是否影响研究参与者的权益：□是，□否

3.是否对研究结果产生显著影响：□是，□否

四、主要研究者对偏离方案的处理措施

1.主要研究者是否向伦理委员会提交因紧急危害的偏离方案报告并获得同意：□是，□否，□不适用

2.研究参与者是否脱落：□是，□否，□不适用

3.危害研究参与者安全的偏离方案，是否为该研究参与者提供免费治疗和补偿、赔偿：□是，□否，□不适用

4.是否对同一偏离方案的主要研究者或研究者实施针对性培训：□是，□否，□不适用

| 主要研究者签字： | 日 期： 年 月 日 |
| --- | --- |

文件编号：AF/22/1.0

# 暂停或终止研究报告

| 研究名称 | | | |
|---|---|---|---|
| 研究来源 | | | |
| 科室/教研室/研究所 | | | |
| 主要研究者 | | 联系方式 | |

## 一、一般信息

研究开始时间：　　　年　月　日

研究暂停或终止日期：　　　年　月　日

| | |
|---|---|
| □ | 主要研究者提出：□暂停研究，□终止研究 |
| □ | 停止纳入新的研究参与者，在研的研究参与者继续完成研究干预 |
| □ | 停止研究相关的干预，研究仅是对研究参与者的随访 |
| □ | 停止入组新的研究参与者，在研的研究参与者继续进行研究相关的观察 |
| □ | 停止入组新的研究参与者，在研的研究参与者仅继续进行随访 |
| □ | 没有研究参与者入组，且未发现其他风险 |

## 二、研究参与者信息

| 研究的总例数 | 例 | 已入组的例数 | 例 |
|---|---|---|---|
| 在研研究参与者的例数 | 例 | 提前退出的例数 | 例 |

## 三、暂停或终止研究的原因

## 四、有序暂停或终止研究的程序

1.是否要求召回已完成研究的研究参与者进行随访：□是，□否，□不适用

2.是否通知研究参与者，研究已经暂停或终止：□是，□否，□不适用

3.通知的对象：□已入组的全部研究参与者，□仅在研的研究参与者

4.研究参与者的安全监测

| □已入组的全部研究参与者 | □仅在研的研究参与者 | □无需安排退出程序的研究参与者 |
|---|---|---|
| 安全监测的指标与频率 | | |

5.在研研究参与者是否暂停或终止研究

| □是 | 研究参与者退出研究后的医疗与随访安排 | □纳入常规医疗，□有针对性地安排随访检查与后续治疗，□不适用 |
|---|---|---|
| □否 | 继续完成研究干预的研究参与者，后续的其他安排 | 是否重新获得研究参与者继续参加研究的知情同意：□是，□否 |

| 主要研究者签字： | 日期： 年 月 日 |
|---|---|

文件编号：AF/23/1.0

# 研究完成报告

| 研究名称 | | | |
|---|---|---|---|
| 研究来源 | | | |
| 科室/教研室/研究所 | | | |
| 主要研究者 | | 联系方式 | |

一、研究参与者信息

| 研究的总例数 | 例 | 已入组的例数 | 例 |
|---|---|---|---|
| 完成研究的例数 | 例 | 提前退出的例数 | 例 |

二、研究情况

1.研究开始日期： 年 月 日

2.最后 1 例研究参与者出组日期： 年 月 日

3.是否存在与研究干预相关、非预期的严重不良事件：□是，□否

4.研究中是否存在影响研究参与者权益的问题：□是，□否

5.严重不良事件或方案规定必须报告的重要医学事件已及时报告：□是，□否，□不适用

6.如果研究相关损害的研究参与者尚未康复，医疗费用和补偿、赔偿存在纠纷，请简述后续安排

|  |
|---|
|  |

| 主要研究者签字： | 日期： 年 月 日 |
|---|---|

文件编号：AF/24/1.0

# 复审申请表

| 研究名称 | | | | |
|---|---|---|---|---|
| 研究来源 | | | | |
| 科室/教研室/研究所 | | | | |
| 主要研究者 | | 联系方式 | | |
| 原研究方案版本号 | | 版本日期 | | 年　月　日 |
| 修正的研究方案版本号 | | 版本日期 | | 年　月　日 |
| 原知情同意书版本号 | | 版本日期 | | 年　月　日 |
| 修正的知情同意书版本号 | | 版本日期 | | 年　月　日 |

一、复审类别

□1.初始审查后，按伦理审查意见：□"必要的修改后同意"，□"必要的修改后重审"修改送审文件后，再次送审

□2.跟踪审查后，按伦理审查意见：□"必要的修改后同意"，□"必要的修改后重审"修改送审文件后，再次送审

□3.对已有的伦理审查意见有不同看法，提出申诉，再次送审

二、修改情况

□1.完全按伦理审查意见修改

□2.参考伦理审查意见修改

□3.没有修改，并对伦理审查意见做出说明

主要研究者签字：　　　　　　　　　　　　　　　　　　日期：　年 月 日

文件编号：AF/25/1.0

# 委托伦理审查申请表

| 研究名称 | | | |
|---|---|---|---|
| 研究来源 | | | |
| 委托研究机构 | | | |
| 科室/教研室/研究所 | | | |
| 主要研究者 | | 联系方式 | |
| 专业资质 | □有，□无 | | |
| 研究经验 | □有，□无 | | |
| 伦理培训 | □有，□无 | | |
| 研究设施和人员 | □有，□无 | | |
| 主要研究者责任声明 | 我将遵循我国相关法规、委托伦理审查合同、方案及伦理委员会的要求，开展本项研究 | | |
| 主要研究者签字 | | 日期 | 年 月 日 |

# 第五类 受理

文件编号：AF/26/1.0

## 补充送审文件通知

| 送审类别 | □初始审查申请，□修正案审查申请，□研究进展报告，□安全性报告，□偏离方案报告，□暂停或终止研究报告，□研究完成报告，□复审申请 |
|---|---|
| 研究名称 | |
| 研究来源 | |
| 科室/教研室/研究所 | |
| 主要研究者 | |

| 需补充的送审文件和/或事项 | |
|---|---|

| 伦理委员会 | |
|---|---|
| 秘书签字 | |
| 日 期 | 年 月 日 |

文件编号：AF/27/1.0

# 受理通知

| 受理号 | |
|---|---|
| 送审类别 | □初始审查申请，□修正案审查申请，□研究进展报告，□安全性报告，□偏离方案报告，□暂停或终止研究报告，□研究完成报告，□复审申请 |
| 研究名称 | |
| 研究来源 | |
| 科室/教研室/研究所 | |
| 主要研究者 | |

| | |
|---|---|
| 已受理的送审文件 | |

| 伦理委员会 | |
|---|---|
| 秘书签字 | |
| 日期 | 年 月 日 |

# 第六类　审查和咨询工作表

文件编号：AF/28/1.0

## 免除审查工作表

| 受理号 | | | | |
|---|---|---|---|---|
| 研究名称 | | | | |
| 研究来源 | | | | |
| 科室/教研室/研究所 | | | | |
| 主要研究者 | | 联系方式 | | |
| 研究方案版本号 | | 研究方案版本日期 | 年　月　日 | |
| 知情同意书版本号 | | 知情同意书版本日期 | 年　月　日 | |

**审查要素**

一、使用人的信息数据或生物样本开展的涉及人的生命科学和医学研究：□否，□是→填写下列选项

1.研究不对人体造成伤害：□是，□否

2.研究不涉及敏感个人信息：□是，□否

3.研究不涉及商业利益：□是，□否

研究满足以上 3 种情形：□否，□是→填写下列选项

□　利用合法获得的公开数据，或通过观察且不干扰公共行为产生的数据进行研究的。

□　使用匿名化的信息数据开展研究的。

□　使用已有的人的生物样本开展研究，所使用的生物样本来源符合相关法规和伦理准则，研究相关内容和目的在规范的知情同意范围内，且不涉及使用人的生殖细胞、胚胎和生殖性克隆、嵌合、可遗传的基因操作等活动的。

□　使用生物样本库来源的人源细胞株或细胞系等开展研究，研究相关内容和目的在提供方授权范围内，且不涉及人胚胎和生殖性克隆、嵌合、可遗传的基因操作等活动的。

二、属于涉及人类研究参与者的研究（即不包括不被视为研究或不使用研究参与者的研究），但不属于涉及人的生命科学和医学研究。除非法律、管理部门或研究机构负责人另有要求，且研究风险不大于最小风险，并有相应的风险控制和应对措施。□是，□否→填写下列选项

□　在既定的或普遍接受的教育环境中进行的研究，具体涉及正常的教育实践，不会对学生学习规定的教育内容的机会或对提供教学的教育者的评估产生不利影响。这包括大多数关于常规教育和特殊教育教学策略的研究，以及关于教学技巧、课程或课堂管理方法的有效性或比较的研究。

□　仅包括涉及教育测试（认知测试、诊断测试、能力测试、成绩测试）、调查程序、访谈程序或

对公众行为的观察（包括视觉或听觉记录）的互动研究，且至少符合下列标准之一：

- 所获得的信息由研究者记录，其记录方式使人无法直接或通过与研究参与者相关的识别信息轻易确定研究参与者的身份。
- 在研究之外披露研究参与者的任何反应都不会合理地使研究参与者面临刑事或民事责任风险，也不会损害研究参与者的财务状况、就业能力、教育进步或名誉。

☐ 食品口味和质量评价以及消费者接受性研究，且至少符合下列标准之一：

- 研究用健康食品不含添加剂。
- 研究用食品所含食品添加剂在安全范围，且不超过国家有关部门标准，或化学农药或环境污染物含量不超出国家有关部门的安全范围。

| 审查意见 |
|---|
| ☐同意（符合免除审查的标准），☐不符合免除审查的标准 |
| 具体建议： |

| 主任委员声明 | 作为审查委员，我与该研究之间不存在任何利益冲突 | | |
|---|---|---|---|
| 主任委员签字 | | 日期 | 年　月　日 |

文件编号：AF/29/1.0

# 方案审查工作表

| 受理号 | | | |
|---|---|---|---|
| 研究名称 | | | |
| 研究来源 | | | |
| 科室/教研室/研究所 | | | |
| 主要研究者 | | 联系方式 | |
| 研究方案版本号 | | 研究方案版本日期 | 年　月　日 |
| 知情同意书版本号 | | 知情同意书版本日期 | 年　月　日 |
| 主审委员 | | | |

一、方案的设计与实施

1.研究具有科学价值和社会价值：□是，□否

2.研究是否有充分依据（研究的目标病症、效应指标、干预疗程等设计，符合公认的科学原理，有既往研究经验、文献、前期研究的结果支持）：□是，□否

3.研究参与者纳入标准与排除标准的合理性：□是，□否

4.研究参与者提前退出研究的标准，暂停或终止研究的标准的合理性：□是，□否

5.主要研究者的资格与经验，并有充分的时间开展研究，人员配备及设备条件等符合研究要求：□是，□否

6.对照组设计的合理性：□是，□否，□不适用

二、研究的风险与获益

1.研究风险与获益比合理：□是，□否

2.研究风险已最小化：□是，□否

3.研究具备合适的风险控制措施：□是，□否

三、研究参与者的招募

1.基于对研究目的、进行研究的环境、涉及弱势人群研究的特殊问题、选择标准和招募程序的考虑，审查并确认研究参与者的选择是公平的：□是，□否，□不适用

2.招募文件无诱导与胁迫：□是，□否，□不适用

3.招募方式合理：□是，□否，□不适用

4.招募文件（传单、视频或音频文件）的方式可以接受：□是，□否，□不适用

四、知情同意

1.知情同意书通俗易懂，语言表述适合潜在研究参与者人群理解的水平：□是，□否，□不适用

2.知情同意书无诱导与胁迫：□是，□否，□不适用

3.知情同意书告知充分：□是，□否，□不适用

4.计划纳入不能表达知情同意者作为研究参与者时，理由充分正当，对如何获得知情同意或授权同

意有详细说明：□是，□否，□不适用

5.知情同意书不包含任何使研究参与者或其监护人放弃或似乎放弃其合法权益的语言：□是，□否，□不适用

6.知情同意书没有免除或似乎免除主要研究者、研究机构的过失责任的语言：□是，□否，□不适用

五、研究参与者的医疗和保护

1.因研究目的而不给予标准治疗的理由是可接受的：□是，□否，□不适用

2.在研究过程中和研究结束后，为研究参与者提供医疗保障：□是，□否，□不适用

3.为研究参与者提供适当的医疗监测、心理与社会支持：□是，□否，□不适用

4.研究结束后，继续向研究参与者提供研究干预：□是，□否，□不适用

六、隐私和保护

1.具备可以查阅研究参与者个人信息（包括医疗记录、生物样本）人员的规定：□是，□否，□不适用

2.说明确保研究参与者个人信息保密和安全的措施：□是，□否，□不适用

七、涉及弱势人群的研究

1.不存在无理由将弱势人群排除在外的情况：□是，□否，□不适用

2.已针对弱势原因采取了特殊的保护措施：□是，□否，□不适用

八、涉及特殊疾病人群、特定地区人群或族群的研究

1.该研究对特殊疾病人群、特定地区人群或族群造成不良影响：□是，□否，□不适用

2.研究过程中，计划向该人群进行咨询：□是，□否，□不适用

3.该研究有利于当地的发展，例如加强当地的医疗保健服务，提升研究能力，以及应对公共卫生需求的能力：□是，□否，□不适用

| 审查意见 |
| --- |
| □同意（同意研究），□必要的修改后同意，□必要的修改后重审，□不同意 |
| 具体建议： |
| 提交会议审查：□是，□否 |
| 建议定期审查频率：　　　　　　个月 |

| 主审委员声明 | 作为审查委员，我与该研究之间不存在任何利益冲突 | | |
| --- | --- | --- | --- |
| 主审委员签字 | | 日期 | 年　月　日 |

文件编号：AF/30/1.0

# 知情同意书审查工作表
## (干预性研究)

| 受理号 | | | | | |
|---|---|---|---|---|---|
| 研究名称 | | | | | |
| 研究来源 | | | | | |
| 科室/教研室/研究所 | | | | | |
| 主要研究者 | | 联系方式 | | | |
| 研究方案版本号 | | 研究方案版本日期 | | 年　月　日 | |
| 知情同意书版本号 | | 知情同意书版本日期 | | 年　月　日 | |
| 主审委员 | | | | | |

一、知情告知研究参与者的审查要素

1.是否告知研究参与者即将接受的诊疗操作为研究性质的干预、研究名称、立项背景、主要研究者姓名、研究机构名称及研究资金的来源：□是，□否

2.是否告知研究的目的：□是，□否

3.是否告知研究参与者研究设计特点、干预方法以及随机分到各组的可能性：□是，□否

4.是否告知研究参与者所需接受的研究程序（包括所有侵入性操作）以及该研究不同于常规健康服务之处：□是，□否

5.是否告知研究参与者参加研究后的责任（依从研究方案的具体要求）：□是，□否

6.是否告知研究参与者参加研究是自愿的：□是，□否

7.是否声明如果潜在研究参与者拒绝参加研究，不会受到处罚，不会损失其有权享有的利益：□是，□否

8.是否声明研究参与者在任何时候退出研究，都不会受到处罚或损失其有权享有的利益：□是，□否

9.是否告知研究参与者与研究相关的预期风险和不适（只有研究风险才在伦理审查的考虑范围之内，例如身体伤害、心理伤害、社会伤害及经济伤害）：□是，□否

10.说明特定的干预或程序可能对研究参与者存在目前无法预见的风险：□是，□否

11.说明研究参与者怀孕或可能怀孕，特定的干预或程序可能对胚胎或胎儿存在目前无法预见的风险：□是，□否，□不适用

12.研究参与者预期获益（具有诊断、治疗或预防的直接益处）的说明是否明确：□是，□否

13.是否告知研究参与者有益的、可选择的替代程序或干预方法（如有），及其重要的获益和风险：□是，□否

14.是否告知研究参与者如果发生与研究有关的损害事件，研究参与者可能获得的补偿、赔偿和治

疗：□是，□否

15. 是否说明参加研究的研究参与者人数：□是，□否

16. 是否说明研究参与者参加研究的预期持续时间（包括随访方式、随访次数、随访内容、每次随访持续时间以及参加研究的总体时间）：□是，□否

17. 研究参与者参加研究可能产生的任何额外花费情况（包括有无因参加研究而专门负担的费用、是什么费用以及具体是多少金额等）是否说明：□是，□否

18. 对研究参与者的补偿内容（包括有无经济补偿、什么补偿、具体是多少金额以及怎么支付等）是否明确：□是，□否

19. 不给予研究参与者补偿是否合理：□是，□否，□不适用

20. 是否承诺保护研究参与者的隐私和个人信息，并规定保护研究参与者隐私和个人信息机密的安全性措施（数据报告时隐藏可识别研究参与者身份的信息、限制接触和使用这些信息的权限、数据匿名化）：□是，□否

21. 是否告知研究参与者由于法律和法规的原因，主要研究者和研究者保护研究参与者隐私和个人信息机密存在例外情形（行政主管部门、伦理委员会等检查）：□是，□否

22. 如果涉及遗传学研究，是否承诺未经研究参与者同意不会将诊断性遗传学研究结果公开给第三人（包括研究参与者亲属）：□是，□否，□不适用

23. 是否告知研究参与者决定退出研究的后果：□是，□否

24. 是否告知有序终止研究参与者参加研究的程序：□是，□否，□不适用

25. 是否说明研究期间得到可能与研究参与者继续参加研究意愿相关的重要新发现，将提供给研究参与者或其监护人：□是，□否

26. 是否告知研究参与者有权获得他们自己的信息数据：□是，□否

27. 是否告知主要研究者或研究者联系方式，以便研究参与者与其讨论所关注的问题，获取信息，提出诉求：□是，□否

28. 是否告知对研究参与者研究过程中的研究记录和/或生物样本的直接研究利用，以及是否有二次研究利用的可能性：□是，□否，□不适用

29. 是否告知研究结束时是否销毁收集的研究参与者生物样本；如果不是，说明贮存的方式和目的；是否告知研究参与者有权做出关于将来的使用、拒绝贮存和让其销毁的决定：□是，□否，□不适用

30. 是否告知研究完成后，研究参与者能否、何时、如何得到被研究证明是安全有效的干预方法，以及是否为此付款：□是，□否，□不适用

31. 是否说明如果能从研究参与者生物样本中开发出商业产品，不隐瞒其中的经济利益：□是，□否，□不适用

32. 是否告知伦理委员会的联系方式，以便研究参与者了解其权益，满足其诉求和传达意见：□是，□否

33. 是否告知我国对研究参与者遭受研究相关的损害，有获得补偿、赔偿的法律保证，并告知研究参与者如果发生研究相关损害时的联系人和联系方式、对研究损害提供医疗的机构名称以及负责补偿、赔偿的研究机构名称：□是，□否

34. 是否告知如果发生损害，是否可以获得医药治疗。是否说明如果发生损害时可以获得医药治疗，将包括哪些内容，或可以从哪里获得进一步的信息：□是，□否，□不适用

35. 是否告知预期在什么情况下，主要研究者可以不经研究参与者同意，提前终止研究参与者参加研究：□是，□否

36. 是否告知研究参与者伦理委员会对本研究的审查决定：□是，□否

37. 研究参与者研究结束后的干预安排是否说明：□是，□否，□不适用

二、知情同意过程的审查要素

1. 招募广告（如有）和知情同意书中没有胁迫和诱导的内容：□是，□否

2. 规定获得研究参与者知情同意的必须是具备合适资质的研究者：□是，□否

3. 在方案或知情同意书中体现这个内容——排除与潜在研究参与者有依赖关系或可能会被迫表示同意情形的发生：□是，□否

4. 有鼓励潜在研究参与者提问、和亲属或朋友商量、经过充分的时间考虑后再做决定的文字表述：□是，□否

5. 承诺获得知情同意前，研究参与者和/或其监护人提出的所有与研究相关的问题均可得到令其满意的答复：□是，□否

6. 告知信息与方案是否一致，语言表述是否适合研究参与者人群的理解水平：□是，□否

7. 没有任何使研究参与者和/或其监护人放弃或似乎放弃其合法权益的内容：□是，□否

8. 没有免除或似乎免除主要研究者、研究机构的过失责任的内容：□是，□否

9. 知情同意书的签署栏包括签字和日期：□是，□否

10. 承诺研究参与者将保存一份已签署的知情同意书：□是，□否

11. 在方案或知情同意书中体现这个内容——当无行为能力（此为法律术语，并非行动不便的意思）的潜在研究参与者能够做出是否赞同参加研究的决定时，除了获得其监护人的同意外，还必须获得研究参与者本人的这种赞同，知情同意书上应当设计研究参与者本人的签署栏。如果该研究参与者不同意参加研究，即使其监护人同意了，仍不得纳入研究：□是，□否，□不适用

12. 如果研究参与者或其监护人没有阅读能力，获取其口头知情同意时需要有一名见证人。对于不会讲本地母语的研究参与者，见证人必须熟悉本地母语及研究参与者语言。见证人将签署知情同意文件并注明日期，以证明知情同意过程：□是，□否，□不适用

三、涉及未成年人或精神障碍人群的研究的审查要素（如果不适用，请忽略，免于填写该项内容）

1. 知情同意书上设计有未成年或精神障碍研究参与者监护人的签署栏：□是，□否

2. 即使有父母或监护人的同意，仍应当尊重研究参与者本人的意愿。如果未成年研究参与者为小学生及以上学历在校生身份，或 8 岁及以上年龄非在校生身份的，且身体、智力发育正常，能够做出是否赞同参加研究的决定，知情同意书上设计有未成年研究参与者本人的签署栏。潜在的精神障碍研究参与者能够做出是否赞同参加研究的决定时，除了获得其监护人的同意外，还必须获得该研究参与者的这种赞同，知情同意书上应当设计研究参与者本人的签署栏。如果该研究参与者表示不同意参加研究，即使其监护人同意了，仍不得纳入研究：□是，□否，□不适用

3. 如果风险大于最小风险（最小风险即研究预期损害或不适的可能性和程度不大于日常生活或进行常规体格检查和心理测试的风险，例如：不涉及危险性程序的非干预措施研究、抽血、营养评估、行为学调查；不使用镇静剂的影像学检查；研究生物样本的二次使用，心电图，步态评估，问卷调查表等），且未成年研究参与者没有直接获益前景的研究，知情同意书上设计的是该研究参与者父母双方的签署栏：□是，□否，□不适用

4. 如果未成年或精神障碍研究参与者是由法院指令归于公共福利机构托管的，纳入他或她参加研究，获得了该公共福利机构的法律授权：□是，□否，□不适用，□责令伦理委员会办公室向主要研究者强调此项要求

| 审查意见 | |
| --- | --- |
| □同意（同意研究），□必要的修改后同意，□必要的修改后重审，□不同意 | |
| 具体建议： | |
| 提交会议审查：□否，□是 | |
| 建议定期审查频率：　　　　个月 | |

| 主审委员声明 | 作为审查委员，我与该研究之间不存在任何利益冲突 | | |
| --- | --- | --- | --- |
| 主审委员签字 | | 日期 | 年　月　日 |

文件编号：AF/31/1.0

# 知情同意书审查工作表
## (观察性研究)

| 受理号 | | | |
|---|---|---|---|
| 研究名称 | | | |
| 研究来源 | | | |
| 科室/教研室/研究所 | | | |
| 主要研究者 | | 联系方式 | |
| 研究方案版本号 | | 研究方案版本日期 | 年 月 日 |
| 知情同意书版本号 | | 知情同意书版本日期 | 年 月 日 |
| 主审委员 | | | |

一、知情告知研究参与者的审查要素

1.是否告知即将参加的是研究性质的研究、研究名称、立项背景、主要研究者姓名、研究机构名称及研究资金的来源：□是，□否

2.是否告知此研究的目的：□是，□否

3.是否告知研究方法以及准备收集的信息种类：□是，□否

4.是否告知研究参与者参加研究后的责任（依从研究方案的具体要求）：□是，□否

5.是否告知研究参与者参加研究是自愿的：□是，□否

6.是否声明如果潜在研究参与者拒绝参加研究，不会受到处罚，不会损失其有权享有的利益：□是，□否

7.是否声明研究参与者在任何时候退出研究，都不会受到处罚或损失其有权享有的利益：□是，□否

8.是否告知预期在什么情况下，主要研究者可以不经研究参与者同意，终止研究参与者参加研究：□是，□否

9.是否告知研究参与者决定退出研究的后果：□是，□否

10.是否告知有序终止研究参与者参加研究的程序：□是，□否，□不适用

11.是否说明研究期间得到可能与研究参与者继续参加研究意愿相关的重要新发现，将提供给研究参与者或其监护人：□是，□否

12.是否告知研究参与者与研究相关的预期风险和不适（只有研究风险才在伦理审查的考虑范围之内，没有研究风险也要说明）：□是，□否

13.研究参与者预期获益（具有诊断或预防的直接益处）的说明是否明确（没有获益也要说明）：□是，□否

14.是否说明参加研究的研究参与者人数：□是，□否

15.是否说明研究参与者参加研究的预期持续时间（包括随访方式、随访次数、随访内容、每次随

访持续时间以及参加研究的总体时间）：□是，□否

16. 研究参与者参加研究可能产生的任何额外花费情况（包括有无因参加研究而专门负担的费用、是什么费用以及具体是多少金额等）是否说明：□是，□否

17. 对研究参与者的补偿内容（包括有无经济补偿、什么补偿、具体是多少金额以及怎么支付等）是否明确：□是，□否

18. 不给予研究参与者补偿是否合理：□是，□否，□不适用

19. 是否承诺保护研究参与者的隐私和个人信息，并规定保护研究参与者隐私和个人信息机密的安全性措施（数据报告时隐藏可识别研究参与者身份的信息、限制接触和使用这些信息的权限、数据匿名化）：□是，□否

20. 是否告知研究参与者由于法律和法规的原因，主要研究者和研究者保护研究参与者隐私和个人信息机密存在例外情形（行政主管部门、伦理委员会等检查）：□是，□否

21. 是否告知伦理委员会的联系方式，以便研究参与者了解其权益，满足其诉求和传达意见：□是，□否

22. 是否告知研究参与者有权获得他们自己的信息数据：□是，□否

23. 是否告知主要研究者或研究者联系方式，以便研究参与者与其讨论所关注的问题，获取信息，提出诉求：□是，□否

24. 是否告知研究参与者伦理委员会对本研究的审查决定：□是，□否

二、知情同意过程的审查要素

1. 招募广告（如有）和知情同意书中没有胁迫和诱导的内容：□是，□否，□不适用

2. 承诺获得研究参与者知情同意的必须是具备合适资质的研究者：□是，□否

3. 在方案或知情同意书中体现这个内容——排除与潜在研究参与者有依赖关系或可能会被迫表示同意情形的发生：□是，□否

4. 有鼓励潜在研究参与者提问、和亲属或朋友商量、经过充分的时间考虑后再做决定的文字表述：□是，□否

5. 承诺获得知情同意前，研究参与者和/或其监护人提出的所有与研究相关的问题均可得到令其满意的答复：□是，□否

6. 告知信息与方案一致且语言表述适合研究参与者人群的理解水平：□是，□否

7. 没有任何使研究参与者和/或其监护人放弃或似乎放弃其合法权益的内容：□是，□否

8. 没有免除或似乎免除主要研究者、研究机构的过失责任的内容：□是，□否

9. 知情同意书的签署栏包括签字和日期：□是，□否

10. 承诺研究参与者将保存一份已签署的知情同意书：□是，□否

11. 在方案或知情同意书中体现这个内容——当无行为能力（此为法律术语，并非行动不便的意思）的潜在研究参与者能够做出是否赞同参加研究的决定时，除了获得其监护人的同意外，还必须获得研究参与者本人的这种赞同，知情同意书上应当设计研究参与者本人的签署栏。如果该研究参与者表示不同意参加研究，即使其监护人同意了，仍不得纳入研究：□是，□否，□不适用

12. 如果研究参与者或其监护人没有阅读能力，获取其口头知情同意时需要有一名见证人。对于不会讲本地母语的研究参与者，见证人必须熟悉本地母语及研究参与者语言。见证人将签署知情同意文件并注明日期，以证明知情同意过程：□是，□否，□不适用

三、知情同意书免除签字（如果不适用，请忽略，免于填写该项内容）

（一）适用性判断

本项研究符合以下条件之一：

1. 当一份签了字的知情同意书会对研究参与者的隐私构成不正当的威胁，联系研究参与者真实身份

和研究的唯一记录是知情同意书，并且主要风险来自于研究参与者身份或隐私的披露，应当遵循每一位研究参与者本人的意愿，是否签署书面知情同意文件：□是，□否

2.研究风险不大于最小风险（最小风险即研究预期损害或不适的可能性和程度不大于日常生活或进行常规体格检查和心理测试的风险，例如：不涉及危险性程序的非干预措施研究、抽血、营养评估、行为学调查；不使用镇静剂的影像学检查；研究生物样本的二次使用，心电图，步态评估，问卷调查表等），且如果脱落研究背景，相同情况下的行为或程序并不需要签署知情同意，例如访谈研究、邮件调查、电话调查等：□是，□否

（二）审查要素

1.承诺向研究参与者和/或其监护人提供书面信息告知文件：□是，□否

2.保证需获得研究参与者和/或其监护人的口头同意：□是，□否

四、涉及未成年人或精神障碍人群的研究的审查要素（如果不适用，请忽略，免于填写该项内容）

1.知情同意书上设计有未成年或精神障碍研究参与者监护人的签署栏：□是，□否

2.即使有父母或监护人的同意，仍应当尊重研究参与者本人的意愿。如果未成年研究参与者为小学生及以上学历在校生身份，或8岁及以上年龄非在校生身份的，且身体、智力发育正常，能够做出是否赞同参加研究的决定，知情同意书上设计有未成年研究参与者本人的签署栏。潜在的精神障碍研究参与者能够做出是否赞同参加研究的决定时，除了获得其监护人的同意外，还必须获得该研究参与者的这种赞同，知情同意书上应当设计研究参与者本人的签署栏。如果该研究参与者表示不同意参加研究，即使其监护人同意了，仍不得纳入研究：□是，□否，□不适用

3.如果风险大于最小风险（最小风险即研究预期损害或不适的可能性和程度不大于日常生活或进行常规体格检查和心理测试的风险，例如：不涉及危险性程序的非干预措施研究、抽血、营养评估、行为学调查；不使用镇静剂的影像学检查；研究生物样本的二次使用，心电图，步态评估，问卷调查表等），且未成年研究参与者没有直接获益前景的研究，知情同意书上设计的是该研究参与者父母双方的签署栏：□是，□否，□不适用

4.如果未成年或精神障碍研究参与者是由法院指令归于公共福利机构托管的，纳入他或她参加研究，获得了该公共福利机构的法律授权：□是，□否，□不适用，□责令伦理委员会办公室向主要研究者强调此项要求

| 审查意见 |
| --- |
| □同意（同意研究），□必要的修改后同意，□必要的修改后重审，□不同意 |
| 具体建议：<br><br><br><br><br> |
| 提交会议审查：□否，□是 |
| 建议定期审查频率：　　　　　　个月 |

| 主审委员声明 | 作为审查委员，我与该研究之间不存在任何利益冲突 | | |
| --- | --- | --- | --- |
| 主审委员签字 | | 日期 | 年　月　日 |

文件编号：AF/32/1.0

# 知情同意书审查工作表
## (可识别的信息数据或生物样本的二次利用的研究)

| 受理号 | | | |
|---|---|---|---|
| 研究名称 | | | |
| 研究来源 | | | |
| 科室/教研室/研究所 | | | |
| 主要研究者 | | 联系方式 | |
| 研究方案版本号 | | 研究方案版本日期 | 年　月　日 |
| 知情同意书版本号 | | 知情同意书版本日期 | 年　月　日 |
| 主审委员 | | | |

一、知情告知研究参与者的审查要素

1.是否告知即将参加的是研究性质的研究、研究名称、立项背景、主要研究者姓名、研究机构名称及研究资金的来源：□是，□否

2.是否告知此研究的目的：□是，□否

3.是否告知研究方法以及准备收集的信息种类：□是，□否

4.是否告知研究参与者参加研究是自愿的：□是，□否

5.是否声明如果潜在研究参与者拒绝参加研究，不会受到处罚，不会损失其有权享有的利益：□是，□否

6.是否声明研究参与者在任何时候退出研究，都不会受到处罚或损失其有权享有的利益：□是，□否

7.研究参与者预期获益（具有诊断、治疗或预防的直接益处）的说明是否明确（没有获益也要说明）：□是，□否

8.是否说明参加研究的研究参与者人数：□是，□否

9.不给予研究参与者补偿是否合理：□是，□否，□不适用

10.是否承诺保护研究参与者的隐私和个人信息，并规定保护研究参与者隐私和个人信息机密的安全性措施（数据报告时隐藏可识别研究参与者身份的信息、限制接触和使用这些信息的权限、数据匿名化）：□是，□否

11.是否告知研究参与者由于法律和法规的原因，主要研究者和研究者保护研究参与者隐私和个人信息机密存在例外情形（行政主管部门、伦理委员会等检查）：□是，□否

12.如果涉及遗传学研究，是否承诺未经研究参与者同意不会将诊断性遗传学研究结果公开给第三人（包括研究参与者亲属）：□是，□否，□不适用

13.是否告知伦理委员会的联系方式，以便研究参与者了解其权益，满足其诉求和传达意见：□是，□否

14.是否告知研究参与者有权获得他们自己的信息数据：□是，□否

15.是否告知主要研究者或研究者联系方式，以便研究参与者与其讨论所关注的问题，获取信息，提出诉求：□是，□否

16.是否告知研究参与者伦理委员会对本研究的审查决定：□是，□否

二、知情同意过程的审查要素

1.知情同意书中没有胁迫和诱导的内容：□是，□否，□不适用

2.承诺获得研究参与者知情同意的必须是具备合适资质的研究者：□是，□否

3.在方案或知情同意书中体现这个内容——排除与潜在研究参与者有依赖关系或可能会被迫表示同意情形的发生：□是，□否

4.有鼓励潜在研究参与者提问、和亲属或朋友商量、经过充分的时间考虑后再做决定的文字表述：□是，□否

5.承诺获得知情同意前，研究参与者和/或其监护人提出的所有与研究相关的问题均可得到令其满意的答复：□是，□否

6.告知信息与方案一致且语言表述适合研究参与者人群的理解水平：□是，□否

7.没有任何使研究参与者和/或其监护人放弃或似乎放弃其合法权益的内容：□是，□否

8.没有免除或似乎免除主要研究者、研究机构的过失责任的内容：□是，□否

9.知情同意书的签署栏包括签字和日期：□是，□否

10.承诺研究参与者将保存一份已签署的知情同意书：□是，□否

11.在方案或知情同意书中体现这个内容——当无行为能力（此为法律术语，并非行动不便的意思）的潜在研究参与者能够做出是否赞同参加研究的决定时，除了获得其监护人的同意外，还必须获得研究参与者本人的这种赞同，知情同意书上应当设计研究参与者本人的签署栏。如果该研究参与者表示不同意参加研究，即使其监护人同意了，仍不得纳入研究：□是，□否，□不适用

三、知情同意书免除签字（如果不适用，请忽略，免于填写该项内容）

（一）适用性判断

本项研究符合以下条件之一：

1.当一份签了字的知情同意书会对研究参与者的隐私构成不正当的威胁，联系研究参与者真实身份和研究的唯一记录是知情同意书，并且主要风险来自于研究参与者身份或隐私的披露，应当遵循每一位研究参与者本人的意愿，是否签署书面知情同意文件：□是，□否

2.研究风险不大于最小风险（最小风险即研究预期损害或不适的可能性和程度不大于日常生活或进行常规体格检查和心理测试的风险，例如：不涉及危险性程序的非干预措施研究、抽血、营养评估、行为学调查；不使用镇静剂的影像学检查；研究生物样本的二次使用，心电图，步态评估，问卷调查表等），且如果脱落研究背景，相同情况下的行为或程序并不需要签署知情同意，例如访谈研究、邮件调查、电话调查等：□是，□否

（二）审查要素

1.承诺向研究参与者和/或其监护人提供书面信息告知文件：□是，□否

2.保证需获得研究参与者和/或其监护人的口头同意或口头知情同意：□是，□否

| 审查意见 |
|---|
| □同意（同意研究），□必要的修改后同意，□必要的修改后重审，□不同意 |
| 具体建议： |
| 提交会议审查：□否，□是 |
| 建议定期审查频率： 个月 |

| 主审委员声明 | 作为审查委员，我与该研究之间不存在任何利益冲突 | | |
|---|---|---|---|
| 主审委员签字 | | 日期 | 年 月 日 |

文件编号：AF/33/1.0

# 知情同意书审查工作表
## (可识别的信息数据或生物样本的研究的泛知情同意)

| | | | |
|---|---|---|---|
| 受理号 | | | |
| 研究名称 | | | |
| 研究来源 | | | |
| 科室/教研室/研究所 | | | |
| 主要研究者 | | 联系方式 | |
| 知情同意书版本号 | | 知情同意书版本日期 | 年　月　日 |
| 主审委员 | | | |

**审查要素**

一、研究机构的整理体系

泛知情同意的伦理可接受性，依赖于研究机构适当的治理体系，至少应当对以下事项进行监管：

1.信息数据或生物样本委托给哪个法人实体：□是，□否，□不适用

2.如何获得捐赠者的授权：□是，□否，□不适用

3.捐赠者如何能够撤回授权：□是，□否，□不适用

4.在哪些情况下需要重新联系捐赠者：□是，□否，□不适用

5.要有程序来确定是否应当披露（捐赠者）未要求反馈的研究发现，如果应当披露，如何实施：□是，□否，□不适用

6.如何控制信息数据或生物样本的质量：□是，□否，□不适用

7.对信息数据或生物样本与捐赠者个人身份识别信息之间的联系，如何保密：□是，□否，□不适用

8.谁以及在什么情况下可以获取信息数据或生物样本用于未来的研究：□是，□否，□不适用

9.哪个团体对未来使用生物样本或信息数据的研究方案进行审查：□是，□否，□不适用

10.向捐赠者告知研究结果的适当机制：□是，□否，□不适用

11.如何组织患者人群或范围更广的社区参与其中：□是，□否，□不适用

12.信息数据或生物样本分析的结果可能与个人信息的哪些来源相联系：□是，□否，□不适用

13.从广义上讲，将进行哪些类型的研究：□是，□否，□不适用

14.哪些类型的研究，只有在重新联系捐赠者征得同意后，才能排除在外或包括在内：□是，□否，□不适用

15.谁将从研究中获益：□是，□否，□不适用

16.向研究参与者告知研究结果的适当机制：□是，□否，□不适用

17.如何确保信息数据或生物样本捐赠者的权利和福利不受损害：□是，□否，□不适用

二、泛知情同意文件提供的信息

1.研究的研究性质：□是，□否，□不适用

2.对捐献者任何合理预期的风险或不适（如果没有可省略）：□是，□否，□不适用

3.研究对捐献者的或其他人的合理预期的获益（如果没有可省略）：□是，□否，□不适用

4.生物样本库或数据库的目的：□是，□否，□不适用

5.储存条件和期限（该期限可能不确定）：□是，□否，□不适用

6.可能使用可识别的信息数据或生物样本开展研究的研究机构或主要研究者的类型：□是，□否，□不适用

7.采取哪些保护机密的措施以及这些措施的局限性：□是，□否，□不适用

8.捐献者参加研究是自愿的：□是，□否，□不适用

9.捐献者拒绝参加研究不会因此受到歧视或报复、不会损失其应得利益：□是，□否，□不适用

10.捐献者可以随时退出研究或撤回捐献而不会受到歧视或报复、不会损失其应得利益：□是，□否，□不适用

11.捐献者的生物样本（即使标识符已被移除）是否可能被用于商业利益，以及捐献者是否可以分享该商业利益：□是，□否，□不适用

12.捐献者联系生物样本库或数据库管理员的方式，以及了解信息数据或生物样本未来使用情况的途径：□是，□否，□不适用

13.可能使用可识别的信息数据或生物样本进行的研究类型的一般性说明，使得理性的捐献者知晓泛知情同意书所许可的研究类型：□是，□否，□不适用

14.可识别的信息数据或生物样本中移除标识符后，可以用于哪些无需捐献者或其监护人额外知情同意的未来研究：□是，□否，□不适用

15.除非向捐献者或其监护人提供特定的研究详细信息，否则应当说明不会告知他们任何可能使用捐献者的可识别的信息数据或生物样本进行的特定研究的详情（例如研究目的），包括他们有可能不会选择同意的某些特定的研究：□是，□否，□不适用

16.可能用于研究的可识别的信息数据或生物样本的描述：□是，□否，□不适用

17.是否可能共享可识别的信息数据或生物样本：□是，□否，□不适用

18.除非知道在任何情况下临床相关的研究结果（包括个人研究结果）都将向捐献者披露，否则应当说明此类结果可能不会向捐献者披露：□是，□否，□不适用

19.向捐献者提供是否希望获得研究结果中对其健康有益信息的选择，同时清楚地说明，提供个体诊断不是未来研究的目的：□是，□否，□不适用

20.如果出现捐献者未要求反馈的研究结果，将如何处理这些研究结果：□是，□否，□不适用

21.对于涉及生物样本的研究，说明该研究是否将包含或可能包含全基因组测序（如果已知）：□是，□否，□不适用

22.研究结束时是否有销毁生物样本计划，如果不销毁，是否有储存的详细安排（在何处，如何，多长时间和最终处置）以及可能的未来用途：□是，□否，□不适用

23.捐献者咨询权利相关的问题可以联系谁：□是，□否，□不适用

24.捐献者咨询可识别的信息或生物样本储存和使用的相关问题可以联系谁：□是，□否，□不适用

25.捐献者发生研究相关的损害可以联系谁（不能仅仅因为研究只涉及不大于最小风险而被忽略）：□是，□否，□不适用

26.有疑问、疑虑或投诉时，与主要研究者和研究者的联系信息：□是，□否，□不适用

27.有问题、疑虑、疑问、意见或建议时，与某个独立于主要研究者和研究者的人员的联系信息：□是，□否，□不适用

| 审查意见 | | | |
|---|---|---|---|
| □同意（同意研究），□必要的修改后同意，□必要的修改后重审，□不同意 | | | |
| 具体建议： | | | |
| 提交会议审查：□否，□是 | | | |
| 建议定期审查频率： 个月 | | | |

| 主审委员声明 | 作为审查委员，我与该研究之间不存在任何利益冲突 | | |
|---|---|---|---|
| 主审委员签字 | | 日期 | 年 月 日 |

文件编号：AF/34/1.0

# 知情同意书审查工作表
## (免除知情同意)

| 受理号 | | | |
|---|---|---|---|
| 研究名称 | | | |
| 研究来源 | | | |
| 科室/教研室/研究所 | | | |
| 主要研究者 | | 联系方式 | |
| 研究方案版本号 | | 研究方案版本日期 | 年　月　日 |
| 知情同意书版本号 | | 知情同意书版本日期 | 年　月　日 |
| 主审委员 | | | |

一、利用以往健康活动和临床诊疗中获得的健康记录、医疗记录或生物样本的研究，申请免除知情同意

1.通常情况下，主要研究者应当寻求研究参与者对采集、分析、存放和/或再次使用人体信息数据或生物样本的同意意见。

2.研究收集的生物样本是否计划在获得结果后销毁，如果没有，则详细说明其储存情况（在何处，如何，多长时间和最终处置）以及将来可能的使用，研究参与者有权决定将来的使用，有权拒绝存储，并有权要求将生物样本销毁。（CIOMS 第 11、12 条）

3.个人可以拒绝参加，并可随时退出研究，而不会受到任何处罚，或其享有的其他待遇不会遭受损失。（CIOMS 第 9 条）

4.当根据公共卫生部门或公共卫生当局的要求进行一项研究（例如疾病监测）时，通常既不需要伦理审查，也不需要免除知情同意，因为这项活动是由法律规定的。（CIOMS 第 9 条）

**适用性判断**

本项研究为：利用以往健康活动和临床诊疗中获得的健康记录、医疗记录或生物样本的研究：□是，□否

**审查要素**

1.如果没有免除知情同意，研究将不可行或无法实施：□是，□否

2.研究具有重要的社会价值：□是，□否

3.研究对研究参与者的风险不大于最小风险：□是，□否

4.本研究不利用健康者或患者以前明确拒绝利用的健康记录、医疗记录或生物样本：□是，□否

二、研究健康记录、医疗记录或生物样本的二次利用，申请免除知情同意

1.当为研究目的采集生物样本时，必须从最初被获得生物样本的健康者或患者那里获得针对特定用途的特定知情同意书，或未指明将来特定用途的泛知情同意书。（CIOMS 第 11 条）

2.重要的是在最初的知情同意过程中预见将来利用这些健康记录、医疗记录或生物样本用于研究的

计划；如果有必要，征求研究参与者同意。

（1）如有二次利用，是否局限于使用这些记录或生物样本的研究类型。

（2）在什么情况下要求主要研究者与研究参与者联系，为二次利用寻求再次授权。

（3）如果主要研究者有销毁或去除健康记录、医疗记录或生物样本上个人标识符的计划。

（4）生物样本管理员应当安排保护与生物样本链接信息的机密性，仅仅以匿名或编码的方式向主要研究者提供生物样本，并限制第三方对生物样本的访问。（CIOMS 第 11 条）

**适用性判断**

本研究为：研究健康记录、医疗记录或生物样本的二次利用，即利用以往研究、经知情同意收集的健康记录、医疗记录或生物样本进行研究，申请免除知情同意：□是，□否

**审查要素**

1.以往研究已获得研究参与者的书面知情同意，允许其他的研究使用其健康记录、医疗记录或生物样本：□是，□否

2.本次研究符合原知情同意书的许可条件：□是，□否

3.研究参与者的隐私和个人信息的保密得到保证：□是，□否

| 审查意见 |
| --- |
| □同意（同意研究），□必要的修改后同意，□必要的修改后重审，□不同意 |
| 具体建议： |
| 提交会议审查：□否，□是 |
| 建议定期审查频率：　　　　个月 |

| 主审委员声明 | 作为审查委员，我与该研究之间不存在任何利益冲突 | | |
| --- | --- | --- | --- |
| 主审委员签字 | | 日期 | 年　月　日 |

文件编号：AF/35/1.0

# 知情同意书审查工作表
## (变更知情同意)

| 受理号 | | | | |
|---|---|---|---|---|
| 研究名称 | | | | |
| 研究来源 | | | | |
| 科室/教研室/研究所 | | | | |
| 主要研究者 | | 联系方式 | | |
| 研究方案版本号 | | 研究方案版本日期 | 年　月　日 | |
| 知情同意书版本号 | | 知情同意书版本日期 | 年　月　日 | |
| 主审委员 | | | | |

**审查要素**

一、前提条件：变更知情同意

1.如果没有变更知情同意，研究将不可行或无法实施：□是，□否

2.研究具有重要的社会价值：□是，□否

3.研究对研究参与者的风险不大于最小风险：□是，□否

二、附加条件：隐瞒信息

1.需要在知情同意过程中隐瞒信息，以确保研究的有效性：□是，□否

2.事先征询潜在的研究参与者同意在研究完成前将不告知他们某些研究程序的目的，在研究完成后告知所隐瞒的信息。例如，监测研究参与者的依从性，有关研究分组的详细程序：□是，□否，□不适用

3.如果事先征询研究参与者同意隐瞒信息可能危及研究的有效性，在完成数据收集前都不能告知研究参与者某些信息已被隐瞒。此类事先未征询研究参与者同意的隐瞒信息，要求在研究结果分析之前，必须向研究参与者披露被隐瞒的信息，并允许其考虑是否撤回在研究中所采集的他们的数据。研究开始前，必须考虑研究参与者撤回数据对研究有效性的潜在影响：□是，□否，□不适用

三、附加条件：主动欺骗

1.某些社会行为学研究，只有通过主动欺骗才能获得有效的研究结果：□是，□否

2.主要研究者应当向伦理委员会证明：①没有其他方法可以获得有效和可靠的信息数据。②研究具有重要的社会价值。③不隐瞒类似信息，会导致理性的人拒绝参加研究：□是，□否，□不适用

3.事先征询潜在的研究参与者同意，在知情同意过程中将被告知不完整的信息：□是，□否，□不适用

4.事后情况说明，解释欺骗的原因：□是，□否，□不适用

5.对于不赞成出于研究目的而欺骗的研究参与者，必须为其提供拒绝让主要研究者使用通过欺骗获得的他们的数据的机会。在特殊情况下，伦理委员会可以同意保留不可识别个人身份的信息。例如，如

果研究是评估服务质量或服务能力的情况下（包括涉及"神秘"客户或患者的研究等），可能不会向研究参与者提供撤回数据的选项：□是，□否，□不适用

| 审查意见 |
| --- |
| □同意（同意研究），□必要的修改后同意，□必要的修改后重审，□不同意 |
| 具体建议： |
| 提交会议审查：□否，□是 |
| 建议定期审查频率：　　　个月 |

| 主审委员声明 | 作为审查委员，我与该研究之间不存在任何利益冲突 | | |
| --- | --- | --- | --- |
| 主审委员签字 | | 日期 | 年　月　日 |

文件编号：AF/36/1.0

# 修正案审查工作表

| 受理号 | |
|---|---|
| 研究名称 | |
| 研究来源 | |
| 科室/教研室/研究所 | |
| 主要研究者 | 联系方式 |
| 主审委员 | |

**审查要素**

一、方案修正：□否，□是

1.为避免对研究参与者造成紧急危害，在提交伦理委员会审查批准前对方案进行了修改并实施是合理的：□是，□否，□不适用

2.方案修正是否影响研究参与者的风险：□是，□否

3.方案修正是否影响研究参与者的获益：□是，□否

4.方案修正是否涉及弱势人群：□是，□否

5.方案修正是否增加研究参与者参加研究的持续时间和花费：□是，□否

6.如果研究已开始，方案修正是否对已纳入的研究参与者造成影响：□研究尚未入组研究参与者，□是，□否

7.方案修正是否需要同时修改知情同意书：□是，□否

二、知情同意书修正：□否，□是

1.修正的知情同意书符合完全告知、充分理解、自主选择的原则：□是，□否

2.修正的知情同意书内容与研究方案的内容一致：□是，□否

3.知情同意书的修改是否需要重新获取知情同意：□是，□否

三、其他研究文件修正和/或新增：□否，□是

1.修正和/或新增研究文件的名称（可多选）：□招募广告，□病例报告表或记录表，□其他：_____

2.修正和/或新增研究文件的内容与研究方案的内容一致：□是，□否

| 审查意见 |
|---|
| □同意（同意修正案），□必要的修改后同意，□必要的修改后重审，□不同意，□暂停或终止已批准的研究 |
| 具体建议： |

| | |
|---|---|
| 转为简易审查：□否，□是（仅针对免除审查）[①] | |
| 提交会议审查：□否，□是 | |
| 建议调整定期审查频率：□否，□是→　　个月 | |

| | | | |
|---|---|---|---|
| 主审委员或主任委员声明 | 作为审查委员，我与该研究之间不存在任何利益冲突 | | |
| 主审委员[②]或主任委员[③]签字 | | 日期 | 年　月　日 |

① 此项仅限用于免除审查，提交会议审查也适用于免除审查。

② 简易审查和会议审查的研究，由主审委员签字。

③ 免除审查的研究，由主任委员签字。

文件编号：AF/37/1.0

# 定期审查工作表

| 受理号 | |
|---|---|
| 研究名称 | |
| 研究来源 | |
| 科室/教研室/研究所 | |
| 主要研究者 | 联系方式 |
| 主审委员 | |

**审查要素**

1.是否存在显著影响研究实施的非预期问题：□是，□否

2.严重不良事件或方案规定必须报告的重要医学事件已及时报告：□是，□否，□不适用

3.与干预有关、非预期的严重不良事件是否影响研究参与者的风险与获益：□是，□否，□不适用

4.研究的风险是否超过预期：□是，□否

5.是否存在影响研究参与者风险与获益的任何新信息、新进展：□是，□否

6.研究中是否存在影响研究参与者权益的问题：□是，□否

7.是否同意延长伦理审查同意研究的有效期：□是，□否，□不适用

8.是否逾期提交研究进展报告：口是；口否

| 审查意见 |
|---|
| □同意（同意研究继续进行），□必要的修改后同意，□必要的修改后重审，□暂停或终止已批准的研究 |
| 具体建议： |
| 提交会议审查：□否，□是 |
| 建议调整定期审查频率：□否，□是→ 个月 |

| 主审委员声明 | 作为审查委员，我与该研究之间不存在任何利益冲突 | | |
|---|---|---|---|
| 主审委员签字 | | 日期 | 年 月 日 |

文件编号：AF/38/1.0

# 严重不良事件审查工作表

| 受理号 | |
|---|---|
| 研究名称 | |
| 研究来源 | |
| 科室/教研室/研究所 | |
| 主要研究者 | 联系方式 |
| 主审委员 | |

一、不良事件的判断

1.不良事件程度的判断：□严重，□非严重

2.严重不良事件与研究干预相关性的判断：□肯定有关，□很可能有关，□可能有关，□肯定无关，□可能无关，□无法判断

3.严重不良事件是否是预期的判断：□预期，□非预期

4.研究相关的严重不良事件是否有足够的证据表明增加了研究参与者的风险：□是，□否，□不适用

二、审查要素

1.严重不良事件是否影响研究预期风险与获益的判断：□是，□否

2.研究相关损害研究参与者的医疗与随访安排是否合适：□是，□否

3.是否需要修改方案和/或知情同意书：□是，□否

| 审查意见 |
|---|
| □同意（同意研究继续进行），□必要的修改后同意，□必要的修改后重审，□暂停或终止已批准的研究 |
| 具体建议： |
| 提交会议审查：□否，□是 |
| 建议调整定期审查频率：□否，□是→　　　　个月 |

| 主审委员声明 | 作为审查委员，我与该研究之间不存在任何利益冲突 | | |
|---|---|---|---|
| 主审委员签字 | | 日期 | 年　月　日 |

文件编号：AF/39/1.0

# 偏离方案审查工作表

| 受理号 | |  |
|---|---|---|
| 研究名称 | | |
| 研究来源 | | |
| 科室/教研室/研究所 | | |
| 主要研究者 | | 联系方式 |
| 主审委员 | | |

**审查要素**

1.是否增加研究参与者的风险：□是，□否

2.是否减少研究参与者的获益：□是，□否

3.是否对研究结果产生显著影响：□是，□否

4.偏离方案事件的性质、程度与造成的后果是否"严重"：□是，□否

5.对偏离方案的情况，主要研究者和研究者是否"坚持不改"：□是，□否

6.是否对偏离方案采取了合适的处理措施：□是，□否

| 审查意见 |
|---|
| □同意（同意研究继续进行），□必要的修改后同意，□必要的修改后重审，□暂停或终止已批准的研究 |
| 具体建议： |
| 提交会议审查：□否，□是 |
| 建议调整定期审查频率：□否，□是→　　　　个月 |

| 主审委员声明 | 作为审查委员，我与该研究之间不存在任何利益冲突 | |
|---|---|---|
| 主审委员签字 | | 日期 | 年　月　日 |

文件编号：AF/40/1.0

# 暂停或终止研究审查工作表

| 受理号 | |
|---|---|
| 研究名称 | |
| 研究来源 | |
| 科室/教研室/研究所 | |
| 主要研究者 | 联系方式 |
| 主审委员 | |

**审查要素**

1. 安全监测的对象是否合适：□是，□否，□不适用

2. 安全监测的指标与频率是否合适：□是，□否，□不适用

3. 研究参与者退出研究后的医疗安排是否合适：□是，□否，□不适用

4. 如果允许在研研究参与者继续完成研究干预，是否合适：□是，□否，□不适用

5. 如果允许在研研究参与者继续完成研究干预，是否有必要重新获取知情同意：□是，□否，□不适用

6. 如果允许在研研究参与者继续完成研究干预，是否要求在研研究参与者转给其他主要研究者，并在独立的监督下继续研究：□是，□否，□不适用

7. 要求主要研究者通知研究参与者暂停或终止研究的事项：□是，□否，□不适用

| 审查意见 |
|---|
| □（同意主要研究者提出的）暂停已批准的研究，□（同意主要研究者提出的）终止已批准的研究，□必要的修改后同意，□必要的修改后重审 |
| 具体建议： |
| 提交会议审查：□否，□是 |

| 主审委员声明 | 作为审查委员，我与该研究之间不存在任何利益冲突 |
|---|---|
| 主审委员签字 | 日期　　　年　月　日 |

文件编号：AF/41/1.0

# 研究完成审查工作表

| | | | |
|---|---|---|---|
| 受理号 | | | |
| 研究名称 | | | |
| 研究来源 | | | |
| 科室/教研室/研究所 | | | |
| 主要研究者 | | 联系方式 | |
| 主审委员 | | | |

**审查要素**

1.严重不良事件或方案规定必须报告的重要医学事件已及时报告：□是，□否，□不适用

2.与研究干预相关的、非预期的严重不良事件是否影响研究的风险与获益：□是，□否，□不适用

3.研究风险是否超过预期：□是，□否

4.如果研究相关损害的研究参与者尚未康复，医疗费用和补偿、赔偿存在纠纷，后续安排是否合适：□是，□否

| 审查意见 |
|---|
| □同意（同意研究完成） |

| | | | |
|---|---|---|---|
| 主审委员声明 | 作为审查委员，我与该研究之间不存在任何利益冲突 | | |
| 主审委员签字 | | 日期 | 年　月　日 |

文件编号：AF/42/1.0

# 复审工作表

| 受理号 | |
|---|---|
| 研究名称 | |
| 研究来源 | |
| 科室/教研室/研究所 | |

| 主要研究者 | | 联系方式 | | | |
|---|---|---|---|---|---|
| 研究方案版本号 | | 研究方案版本日期 | | 年　月　日 | |
| 知情同意书版本号 | | 知情同意书版本日期 | | 年　月　日 | |
| 主审委员 | | | | | |

**审查要素**

1. 所作修改符合伦理审查意见的要求：□是，□否，□不适用

2. 认可主要研究者对伦理审查意见所作的说明或申诉：□是，□否，□不适用

| 审查意见（初始审查后的复审） |
|---|
| □同意（同意研究），□必要的修改后同意，□必要的修改后重审，□不同意 |
| 具体建议： |
| 提交会议审查：□否，□是 |
| 建议定期审查频率：　　　　个月 |

| 审查意见（修正案审查的复审） |
|---|
| □同意（同意修正案），□必要的修改后同意，□必要的修改后重审，□暂停或终止已批准的研究，□不同意 |
| 具体建议： |

| 提交会议审查：□否，□是 |
|---|
| 建议调整定期审查频率：□否，□是→　　　　个月 |

| 审查意见（定期审查的复审） |
|---|
| □同意（同意研究继续进行），□必要的修改后同意，□必要的修改后重审，□暂停或终止已批准的研究 |
| 具体建议： |
| 提交会议审查：□否，□是 |
| 建议调整定期审查频率：□否，□是→　　　　个月 |

| 审查意见（安全性审查的复审） |
|---|
| □同意（同意研究继续进行），□必要的修改后同意，□必要的修改后重审，□暂停或终止已批准的研究 |
| 具体建议： |
| 提交会议审查：□否，□是 |
| 建议调整定期审查频率：□否，□是→　　　　个月 |

| 审查意见（偏离方案审查的复审） |
|---|
| □同意（同意研究继续进行），□必要的修改后同意，□必要的修改后重审，□暂停或终止已批准的研究 |
| 具体建议： |
| 提交会议审查：□否，□是 |
| 建议调整定期审查频率：□否，□是→　　　　个月 |

| 审查意见（暂停或终止研究审查的复审） |
|---|
| □（同意主要研究者提出的）暂停已批准的研究，□（同意主要研究者提出的）终止已批准的研究，□必要的修改后同意，□必要的修改后重审 |
| 具体建议： |
| 提交会议审查：□否，□是 |

| 主审委员声明 | 作为审查委员，我与该研究之间不存在任何利益冲突 | | |
|---|---|---|---|
| 主审委员签字 | | 日期 | 年　月　日 |

文件编号：AF/43/1.0

# 独立顾问咨询工作表

| 受理号 | | | | |
|---|---|---|---|---|
| 研究名称 | | | | |
| 研究来源 | | | | |
| 科室/教研室/研究所 | | | | |
| 主要研究者 | | | | |
| 主审委员 | | 联系方式 | | |
| 研究方案版本号 | | 研究方案版本日期 | | 年　月　日 |
| 知情同意书版本号 | | 知情同意书版本日期 | | 年　月　日 |
| 独立顾问 | | | | |
| 咨询问题 | | | | |
| 咨询意见 | | | | |

| 独立顾问声明 | 作为咨询人员，我与该研究之间不存在任何利益冲突 | | |
|---|---|---|---|
| 独立顾问签字 | | 日期 | 年　月　日 |

# 第七类　审查

文件编号：AF/44/1.0

## 简易审查主审综合意见

| | |
|---|---|
| 受理号 | |
| 研究名称 | |
| 研究来源 | |
| 审查类别 | |

| | | | |
|---|---|---|---|
| 主要研究者 | | 联系方式 | |
| 研究方案版本号 | | 研究方案版本日期 | 年　月　日 |
| 知情同意书版本号 | | 知情同意书版本日期 | 年　月　日 |
| 主审委员 | | | |

一、主审意见

□同意，□必要的修改后同意，□必要的修改后重审，□暂停或终止已批准的研究，□不同意

具体建议：




| | |
|---|---|
| □提交会议审查：□否，□是 | |
| 定期审查频率 | 个月 |

二、秘书处理

1.主审委员意见不一致，协调主审委员沟通审查意见的记录

2. 审查流程的安排

| □请主任委员签发审查决定文件 |
|---|
| □提交会议报告，□提交会议审查 |

| 伦理委员会 | |
|---|---|
| 秘书签字 | |
| 日 期 | 年　月　日 |

文件编号：AF/45/1.0

# 会议日程

| 伦理委员会 | |
|---|---|
| 会议时间 | 年 月 日 点 分 |
| 会议地点 | |
| 参会人员 | 委员、独立顾问、秘书、办公室主任、主要研究者、研究者等 |

一、会议报告

（一）上次会议记录

| 会议记录 | 年 月 日 |
|---|---|
| | |

（二）简易审查

| | 研究名称 | |
|---|---|---|
| | 受理号 | |
| | 主要研究者 | |
| 1 | 审查类别 | |
| | 主审委员 | |
| | 审查意见 | |

（此表可复制，下同）

（三）实地访查

| | 研究名称 | |
|---|---|---|
| | 研究来源 | |
| | 主要研究者 | |
| 1 | 研究机构 | |
| | 访查发现 | |
| | 访查意见 | |

（四）研究参与者抱怨

| 1 | 研究名称 | |
|---|---|---|
| | 研究来源 | |
| | 主要研究者 | |
| | 研究参与者<br>诉求和意见 | |
| | 处理意见 | |

二、会议审查

（一）初始审查

| 1 | 研究名称 | |
|---|---|---|
| | 受理号 | |
| | 主要研究者 | |
| | 主审委员 | |
| | 独立顾问 | |

（二）修正案审查

| 1 | 研究名称 | |
|---|---|---|
| | 受理号 | |
| | 主要研究者 | |
| | 主审委员 | |
| | 独立顾问 | |

（三）定期审查

| 1 | 研究名称 | |
|---|---|---|
| | 受理号 | |
| | 主要研究者 | |
| | 主审委员 | |
| | 独立顾问 | |

（四）安全性审查

| 1 | 研究名称 | |
|---|---|---|
| | 受理号 | |
| | 主要研究者 | |
| | 主审委员 | |
| | 独立顾问 | |

（五）偏离方案审查

| 1 | 研究名称 | |
|---|---|---|
| | 受理号 | |
| | 主要研究者 | |
| | 主审委员 | |
| | 独立顾问 | |

（六）暂停或终止研究审查

| 1 | 研究名称 | |
|---|---|---|
| | 受理号 | |
| | 主要研究者 | |
| | 主审委员 | |
| | 独立顾问 | |

（七）研究完成审查

| 1 | 研究名称 | |
|---|---|---|
| | 受理号 | |
| | 主要研究者 | |
| | 主审委员 | |

（八）复审

| 1 | 研究名称 | |
|---|---|---|
| | 受理号 | |
| | 主要研究者 | |
| | 主审委员 | |
| | 独立顾问 | |

文件编号：AF/46/1.0

# 会议签到表

| 会议名称 | ××伦理委员会20××年度第　次会议 |
|---|---|
| 会议日期 | 　年　月　日 |

| 签字 | 类别 |
|---|---|
| | □委员，□独立顾问，□办公室主任，□秘书，□其他人员 |
| | □委员，□独立顾问，□办公室主任，□秘书，□其他人员 |
| | □委员，□独立顾问，□办公室主任，□秘书，□其他人员 |
| | □委员，□独立顾问，□办公室主任，□秘书，□其他人员 |
| | □委员，□独立顾问，□办公室主任，□秘书，□其他人员 |
| | □委员，□独立顾问，□办公室主任，□秘书，□其他人员 |
| | □委员，□独立顾问，□办公室主任，□秘书，□其他人员 |
| | □委员，□独立顾问，□办公室主任，□秘书，□其他人员 |
| | □委员，□独立顾问，□办公室主任，□秘书，□其他人员 |
| | □委员，□独立顾问，□办公室主任，□秘书，□其他人员 |
| | □委员，□独立顾问，□办公室主任，□秘书，□其他人员 |
| | □委员，□独立顾问，□办公室主任，□秘书，□其他人员 |
| | □委员，□独立顾问，□办公室主任，□秘书，□其他人员 |
| | □委员，□独立顾问，□办公室主任，□秘书，□其他人员 |
| | □委员，□独立顾问，□办公室主任，□秘书，□其他人员 |
| | □委员，□独立顾问，□办公室主任，□秘书，□其他人员 |
| | □委员，□独立顾问，□办公室主任，□秘书，□其他人员 |
| | □委员，□独立顾问，□办公室主任，□秘书，□其他人员 |
| | □委员，□独立顾问，□办公室主任，□秘书，□其他人员 |
| | □委员，□独立顾问，□办公室主任，□秘书，□其他人员 |
| | □委员，□独立顾问，□办公室主任，□秘书，□其他人员 |

文件编号：AF/47/1.0

# 投票单

| 1 | 受理号 | | 审查类别 | 初始审查 |
|---|---|---|---|---|
| | 研究名称 | | | |
| | 具体建议 | | | |
| | 审查意见 | □同意（同意研究），□必要的修改后同意，□必要的修改后重审，□不同意 | | |
| | 委员签字 | | 日期 | 年 月 日 |

（此表可复制，下同）

| 2 | 受理号 | | 审查类别 | 初始审查后的复审 |
|---|---|---|---|---|
| | 研究名称 | | | |
| | 具体建议 | | | |
| | 审查意见 | □同意（同意研究），□必要的修改后同意，□必要的修改后重审，□不同意 | | |
| | 委员签字 | | 日期 | 年 月 日 |

| 3 | 受理号 | | 审查类别 | 修正案审查 |
|---|---|---|---|---|
| | 研究名称 | | | |
| | 具体建议 | | | |
| | 审查意见 | □同意（同意修正案），□必要的修改后同意，□必要的修改后重审，□暂停或终止已批准的研究，□不同意 | | |
| | 委员签字 | | 日期 | 年 月 日 |

| 4 | 受理号 | | 审查类别 | 修正案审查的复审 |
|---|---|---|---|---|
| | 研究名称 | | | |
| | 具体建议 | | | |
| | 审查意见 | □同意（同意修正案），□必要的修改后同意，□必要的修改后重审，□暂停或终止已批准的研究，□不同意 | | |
| | 委员签字 | | 日期 | 年　月　日 |

| 5 | 受理号 | | 审查类别 | 定期审查 |
|---|---|---|---|---|
| | 研究名称 | | | |
| | 具体建议 | | | |
| | 审查意见 | □同意（同意研究继续进行），□必要的修改后同意，□必要的修改后重审，□暂停或终止已批准的研究 | | |
| | 委员签字 | | 日期 | 年　月　日 |

| 6 | 受理号 | | 审查类别 | 定期审查的复审 |
|---|---|---|---|---|
| | 研究名称 | | | |
| | 具体建议 | | | |
| | 审查意见 | □同意（同意研究继续进行），□必要的修改后同意，□必要的修改后重审，□暂停或终止已批准的研究 | | |
| | 委员签字 | | 日期 | 年　月　日 |

| 7 | 受理号 | | 审查类别 | 安全性审查 |
|---|---|---|---|---|
| | 研究名称 | | | |
| | 具体建议 | | | |
| | 审查意见 | □同意（同意研究继续进行），□必要的修改后同意，□必要的修改后重审，□暂停或终止已批准的研究 | | |
| | 委员签字 | | 日期 | 年　月　日 |

| 8 | 受理号 | | 审查类别 | 安全性审查的复审 |
|---|---|---|---|---|
| | 研究名称 | | | |
| | 具体建议 | | | |
| | 审查意见 | □同意（同意研究继续进行），□必要的修改后同意，□必要的修改后重审，□暂停或终止已批准的研究 | | |
| | 委员签字 | | 日期 | 年 月 日 |

| 9 | 受理号 | | 审查类别 | 偏离方案审查 |
|---|---|---|---|---|
| | 研究名称 | | | |
| | 具体建议 | | | |
| | 审查意见 | □同意（同意研究继续进行），□必要的修改后同意，□必要的修改后重审，□暂停或终止已批准的研究 | | |
| | 委员签字 | | 日期 | 年 月 日 |

| 10 | 受理号 | | 审查类别 | 偏离方案审查的复审 |
|---|---|---|---|---|
| | 研究名称 | | | |
| | 具体建议 | | | |
| | 审查意见 | □同意（同意研究继续进行），□必要的修改后同意，□必要的修改后重审，□暂停或终止已批准的研究 | | |
| | 委员签字 | | 日期 | 年 月 日 |

| 11 | 受理号 | | 审查类别 | 暂停或终止研究审查 |
|---|---|---|---|---|
| | 研究名称 | | | |
| | 具体建议 | | | |
| | 审查意见 | □同意（主要研究者提出的暂停已批准的研究），□同意（主要研究者提出的终止已批准的研究），□必要的修改后同意，□必要的修改后重审 | | |
| | 委员签字 | | 日期 | 年 月 日 |

| | 受理号 | | 审查类别 | 暂停或终止研究审查的复审 |
|---|---|---|---|---|
| 12 | 研究名称 | | | |
| | 具体建议 | | | |
| | 审查意见 | □同意（主要研究者提出的暂停已批准的研究），□同意（主要研究者提出的终止已批准的研究），□必要的修改后同意，□必要的修改后重审 | | |
| | 委员签字 | | 日期 | 年　月　日 |

文件编号：AF/48/1.0

# 会议审查决定表

| 伦理委员会 | |
|---|---|
| 会议日期 | |
| 研究名称 | |
| 受理号 | |

一、统计表决结果

| 审查意见 | 票数 |
|---|---|
| 同意 | |
| 必要的修改后同意 | |
| 必要的修改后重审 | |
| 暂停或终止已批准的研究 | |
| 不同意 | |

二、审查决定

| □同意，□必要的修改后同意，□必要的修改后重审，□暂停或终止已批准的研究，□不同意 | |
|---|---|
| 定期审查频率 | 个月 |

三、投票单粘贴

| 1 | |
|---|---|
| 2 | |
| 3 | |
| 4 | |
| 5 | |
| 6 | |
| 7 | |
| 8 | |

| 秘书签字 | |
|---|---|
| 日期 | 年　月　日 |

文件编号：AF/49/1.0

# 会议记录

| 伦理委员会 | |
|---|---|
| 会议日期 | 年 月 日 点 分— 点 分 |
| 会议地点 | |
| 会议主持人 | |
| 参会委员 | |
| 独立顾问 | |
| 秘书、办公室主任 | |
| 其他人员 | |

一、秘书确定到会委员人数，介绍人员情况

本次会议应到委员　人，实到委员　人。满足"到会委员超过伦理委员会全体委员的半数，且包括生命科学专业、医药专业、非生命科学和非医药专业、独立于研究机构之外的委员，并有不同性别的委员"的要求。

二、会议主持人提醒事项

本次到会委员符合法定人数要求。与审查研究存在利益冲突的委员，请声明。

| 记录：声明存在利益冲突的委员姓名和送审研究 |
|---|
| |

三、会议报告

（一）上次会议记录

| 会议记录 | 年 月 日 |
|---|---|
| | |

| 审核记录： |
|---|
| |

（二）简易审查

| 1 | 研究名称 | |
|---|---|---|
| | 受理号 | |
| | 主要研究者 | |
| | 审查类别 | |
| | 主审委员 | |
| | 审查意见 | |

（此表可复制，下同）

（三）实地访查

| 1 | 研究名称 | |
|---|---|---|
| | 研究来源 | |
| | 主要研究者 | |
| | 研究机构 | |
| | 访查发现 | |
| | 访查意见 | |

（四）研究参与者抱怨

| 1 | 研究名称 | |
|---|---|---|
| | 研究来源 | |
| | 主要研究者 | |
| | 研究参与者诉求和意见 | |
| | 处理意见 | |

四、会议审查

（一）初始审查

| 1 | 研究名称 | |
|---|---|---|
| | 受理号 | |
| | 主要研究者 | |
| | 主审委员 | |
| | 独立顾问 | |

审查记录：

（二）修正案审查

| 1 | 研究名称 | |
|---|---|---|
| | 受理号 | |
| | 主要研究者 | |
| | 主审委员 | |
| | 独立顾问 | |
| 审查记录： | | |
| | | |

（三）定期审查

| 1 | 研究名称 | |
|---|---|---|
| | 受理号 | |
| | 主要研究者 | |
| | 主审委员 | |
| | 独立顾问 | |
| 审查记录： | | |
| | | |

（四）安全性审查

| 1 | 研究名称 | |
|---|---|---|
| | 受理号 | |
| | 主要研究者 | |
| | 主审委员 | |
| | 独立顾问 | |
| 审查记录： | | |
| | | |

（五）偏离方案审查

| 1 | 研究名称 | |
|---|---|---|
| | 受理号 | |
| | 主要研究者 | |
| | 主审委员 | |
| | 独立顾问 | |
| 审查记录： | | |
| | | |

（六）暂停或终止研究审查

| 1 | 研究名称 | |
|---|---|---|
| | 受理号 | |
| | 主要研究者 | |
| | 主审委员 | |
| | 独立顾问 | |
| 审查记录： | | |
| | | |

（七）复审

| 1 | 研究名称 | |
|---|---|---|
| | 受理号 | |
| | 主要研究者 | |
| | 主审委员 | |
| | 独立顾问 | |
| 审查记录： | | |
| | | |

| 记录整理者签字 | |
|---|---|
| 日 期 | 年 月 日 |

| 会议主持人审签 | |
|---|---|
| 日 期 | 年 月 日 |

文件编号：AF/50/1.0

# 伦理审查意见

| 审查意见号 | |
|---|---|
| 研究名称 | |
| 研究来源 | |
| 主要研究者 | |
| 研究机构 | |
| 送审文件 | |
| 审查类别 | |
| 审查方式 | |
| 伦理委员会 | |
| 伦理委员会地址 | |
| 审查委员 | |

| 合规性声明 | 本伦理委员会的组成和运行遵循中国相关法律法规 |
|---|---|

| 审查意见 |
|---|
| 根据《科技伦理审查办法（试行）》（2023 年），《涉及人的生命科学和医学研究伦理审查办法》（2023 年），《世界医学大会赫尔辛基宣言》（2013 年）和《涉及人的健康相关研究国际伦理准则》（2016 年）等的伦理准则，经本伦理委员会审查，意见如下：<br><br><br>按审查意见修改后的文件，或对审查意见持有不同观点的，请提交"复审申请"，研究方案和/或知情同意书等请注明新的版本号和版本日期，并以阴影和/或下划线方式标注修改部分，报伦理委员会审查，经批准后执行 |

| 定期审查频率 | 个月 |
|---|---|
| 起止日期 | 年 月 日— 年 月 日 |

| 审签者签字 | |
|---|---|
| 签发日期 | 年 月 日 |

| 伦理委员会办公室的联系方式 | |
|---|---|

文件编号：AF/51/1.0

# 伦理审查批件

| | |
|---|---|
| 审查批件号 | |
| 研究名称 | |
| 研究来源 | |
| 主要研究者 | |
| 研究机构 | |
| 送审文件 | |
| 审查类别 | |
| 审查方式 | |
| 审查批准的文件 | |
| 伦理委员会 | |
| 伦理委员会地址 | |
| 审查委员 | |

| | |
|---|---|
| 合规性声明 | 本伦理委员会的组成和运行遵循中国相关法律法规 |

**审查决定**

　　根据《科技伦理审查办法（试行）》（2023 年），《涉及人的生命科学和医学研究伦理审查办法》（2023 年），《世界医学大会赫尔辛基宣言》（2013 年）和《涉及人的健康相关研究国际伦理准则》（2016 年）等的伦理准则，经本伦理委员会审查，同意开展本研究。

　　请遵守中国相关法律法规、遵循伦理委员会同意的研究方案开展研究，保护研究参与者的权益与安全。

　　研究开始前，请主要研究者完成研究注册。

　　研究开始后，请依规提交修正案审查申请、研究进展报告、安全性报告、偏离方案报告、暂停或终止研究报告、研究完成报告。

　　研究过程中，发生为消除对研究参与者紧急危害的研究方案的偏离或修改，增加研究参与者风险、减少研究参与者获益或显著影响研究实施的改变，所有严重不良事件，可能对研究参与者的安全和权益或研究的实施产生不利影响的新信息，请及时报告伦理委员会

| | |
|---|---|
| 定期审查频率（同意研究的有效期） | 个月 |
| 起止日期 | 年 月 日— 年 月 日 |

| | |
|---|---|
| 审签者签字 | |
| 签发日期 | 年 月 日 |

| | |
|---|---|
| 伦理委员会办公室的联系方式 | |

文件编号：AF/52/1.0

## 伦理审查决定文件签收表

| 决定文件号 | 研究名称 | 决定文件类别 | 份数 | 签收人 | 签收人手机号 | 签收日期 |
|---|---|---|---|---|---|---|
| | | □批件，□意见 | | | | 年 月 日 |
| | | □批件，□意见 | | | | 年 月 日 |
| | | □批件，□意见 | | | | 年 月 日 |
| | | □批件，□意见 | | | | 年 月 日 |
| | | □批件，□意见 | | | | 年 月 日 |
| | | □批件，□意见 | | | | 年 月 日 |
| | | □批件，□意见 | | | | 年 月 日 |
| | | □批件，□意见 | | | | 年 月 日 |
| | | □批件，□意见 | | | | 年 月 日 |
| | | □批件，□意见 | | | | 年 月 日 |
| | | □批件，□意见 | | | | 年 月 日 |
| | | □批件，□意见 | | | | 年 月 日 |
| | | □批件，□意见 | | | | 年 月 日 |
| | | □批件，□意见 | | | | 年 月 日 |

文件编号：AF/53/1.0

# 沟通交流记录

| 联系人姓名 | | 电话 | |
|---|---|---|---|
| 传真 | | 电子邮件 | |
| 联系人身份 | □主要研究者，□其他人员：_____ | | |
| 交流方式 | □面谈，□电话，□微信，□电子邮件，□其他：_____ | | |
| 受理号 | | | |
| 研究名称 | | | |
| 交流主题 | | | |
| 交流概要 | | | |
| 处理 | □主要研究者提出复审 | | |
| 记录者签字 | | | |
| 日期 | 年　月　日 | | |

# 第八类　监督检查

文件编号：AF/54/1.0

## 实地访查记录

| 实地访查事项 | □核实研究参与者抱怨，□核实偏离方案，□核实其他情况，□现场评估委托伦理审查研究机构的研究条件，保护研究参与者的医疗条件，□评估委托伦理审查研究机构的主要研究者和研究者的资质和能力 |
|---|---|

| | | | |
|---|---|---|---|
| 受理号 | | | |
| 研究名称 | | | |
| 研究来源 | | | |
| 科室/教研室/研究所 | | | |
| 主要研究者 | | 联系方式 | |

| 访查小组成员 | |
|---|---|

**访查发现**

**访查意见**

| 伦理委员会 | |
|---|---|
| 访查小组成员签字 | |
| 日期 | 年　月　日 |

文件编号：AF/55/1.0

# 研究参与者抱怨记录

一、抱怨的记录

| 研究参与者姓名 | | 联系方式 | |
|---|---|---|---|
| 受理号 | | | |
| 研究名称 | | | |
| 研究来源 | | | |
| 科室/教研室/研究所 | | | |
| 主要研究者 | | 联系方式 | |
| 研究参与者的诉求和意见 | | | |
| 秘书签字 | | 受理日期 | 年　月　日 |

二、抱怨的处理

| 情况核实的记录 |
|---|
| 研究参与者的抱怨是否属于可能对研究参与者安全和权益或研究实施产生不利影响的非预期问题：<br>□是，□否 |

| 协调与处理意见 |
|---|
| |

| 向研究参与者反馈情况的记录 |
|---|
| |

| 伦理委员会 | |
|---|---|
| 秘书签字 | |
| 日期 | 年　月　日 |

文件编号：AF/56/1.0

# 委托伦理审查合同

甲方（委托研究机构）：

乙方（受委托机构）：

根据《中华人民共和国合同法》及中共中央办公厅、国务院办公厅《关于加强科技伦理治理的意见》等有关规定，经甲乙双方共同协商，甲方的涉及人类研究参与者的研究的伦理审查委托乙方伦理委员会承担负责完成，并就有关事宜达成以下合同。

一、任务情况

研究的委托伦理审查（包括初始审查和跟踪审查）和监管（包括实地访查，研究参与者抱怨）。

二、合同价款

1.甲方每年为乙方分担伦理委员会办公室管理费XXXX元。

2.每项研究的初始审查和修正案审查的审查费均为XXXX元，其余类别审查的每项审查费均为XXXX元。

3.实地访查期间，访查小组往返委托研究机构的交通费、食宿费、误工费、通信费等由甲方承担。

三、质量要求

满足我国法律、法规、政策和指南对伦理委员会审查质量和效率的规定。

四、甲方的职责

1.与受委托机构签署合同。

2.委托研究机构对委托伦理审查研究的管理承担主体责任。

3.委托研究机构应当确保具备完成研究的适当条件，包括人员配备与培训情况，实验室设备齐全、运转良好，具备各种与研究有关的检查条件。

4.委托研究机构应当确保主要研究者和研究者遵循伦理审查同意的方案开展研究。

5.委托研究机构不得批准伦理委员会不同意实施的研究，但可以暂停或终止伦理委员会批准开展的研究。

6.已设立伦理委员会的研究机构，伦理委员会审查认为无法胜任审查要求的研究可以委托伦理审查。

7.委托研究机构研究管理部门及主要研究者有责任向受委托机构伦理委员会提供其审查所需的文件和信息。

8.委托研究机构有责任接收并及时传达伦理审查决定文件等。

9.主要研究者和委托研究机构应当接受受委托机构伦理委员会组织的实地访查。

10.委托研究机构确保主要研究者和研究者在获得伦理审查同意之前，不得招募研究参与者。

11.确保研究者在负责招募研究参与者时，获取、记录和保留研究参与者和/或其监护人的知情同意文件。

12.委托研究机构确保主要研究者按要求公开利益冲突。

五、乙方及其伦理委员会的职责

1.乙方与委托研究机构签署合同。

2.确保有委托伦理审查的相关规章制度、细则和工作程序，包括伦理委员会具备委托伦理审查相关制度和委托伦理审查 SOP。

3.确保伦理委员会拥有对研究做出审查决定的权利。

4.向委托研究机构的主要研究者、研究者、研究管理人员等提供伦理委员会的工作程序文件，并在更新其相关规章制度时能与委托研究机构沟通。

5.指定伦理委员会的联系人并向委托研究机构提供联系方式，以便主要研究者与伦理委员会沟通交流。

6.应当依据合同的保密条款，履行对委托伦理审查研究相关信息的保密。

7.依据委托伦理审查合同，按伦理审查程序实施委托伦理审查并作出决定，通知委托研究机构相关部门和主要研究者。

8.对未设立伦理委员会的委托研究机构，应当依据合同，对委托的研究实施初始审查和跟踪审查。

9.如果研究实施过程中出现增加研究参与者风险或显著影响研究实施的非预期问题，必要时伦理委员会可以组织开展实地访查。

10.在适当情况下，伦理委员会单独或与委托研究机构合作，通过培训主要研究者和研究者以纠正偏离方案等不依从行为。

11.依据合同审查评估主要研究者和研究者的相应资格、经验和能力。

12.应当尊重知识产权，依据合同履行委托伦理审查研究的保密义务。

13.依据合同，对委托研究机构的主要研究者、研究者、研究管理人员等开展伦理审查程序的培训。

六、委托伦理审查费用支付方式

1.甲方在委托伦理审查合同生效 1 个月内，一次性或分年度支付分担乙方伦理委员会办公室管理费。

2.甲方主要研究者在委托伦理审查前，支付给乙方财务部门，伦理委员会办公室确认收到审查费后实施委托伦理审查。

七、违约责任

1.凡因甲方未配合乙方伦理委员会办公室实地访查有关甲方研究条件，保护研究参与者的医疗措施，主要研究者和研究者的资质和能力，或甲方未达到条件而开展研究，导致研究不符合法律、法规、政策和伦理指南要求，造成的研究参与者损害、研究质量事故等，由甲方自行承担一切责任。

2.凡乙方在委托伦理审查过程出现伦理审查质量等方面的差错，造成审查决定的质量问题；或未在合理的时限完成伦理审查，因延误研究实施造成损失，由乙方承担全部责任和因此造成的一切损失。

3.因甲方主要研究者未及时支付伦理审查费，延误研究实施等，造成的一切损失由甲方主要研究者承担。

八、补充合同文件

1.在双方履约过程中，由甲方提出增加委托伦理审查相关任务，在与乙方签订的补充合同签字之日起生效。甲乙双方商定签订的各种书面合同构成补充合同文件，与原合同文件共同有效。

2.双方有权在不可抗拒的情况下，对此合同的内容与条款进行修改，例如我国法律、法规、政策的变动，自然灾害等不可预见或不可避免的情况。

九、争议

发生争议，双方协商解决，协商不成可以向有管辖权的人民法院提起诉讼。

十、保密义务

1.甲乙双方对此合同及合同相关内容负有保密义务，包括涉及每项委托伦理审查研究的文件，审查投票单等。

2.甲乙双方未尽事宜由双方另行协商并书面签订补充合同。

十一、合同生效与终止

1.本合同自双方签字之日起生效，合同期从 20XX 年 XX 月 XX 日至 20XX 年 XX 月 XX 日为止。

2.合同期满时，如果需要续约，双方均为优先合作方。

十二、合同份数

本合同一式 X 份具有同等效力，甲方 X 份，乙方 X 份，甲乙双方分别保存。


委托研究机构（盖章）：                       受委托机构（盖章）：

法定代表人或委托代理人：                     法定代表人或委托代理人：

经办人：                                     经办人：

联系电话：                                   联系电话：

20XX 年 XX 月 XX 日                          20XX 年 XX 月 XX 日

# 第九类　附件

文件编号：AF/57/1.0

## 术语表

**涉及人类研究参与者的研究**：以人为受试者或使用人（统称研究参与者）的生物样本、信息数据（包括健康记录、行为等）为研究对象，了解疾病的原因、发展和结果，改进诊断、治疗或预防而开展的活动，以及为增进人类健康而开展的教育、培训、社会学等研究。例如：流行病学研究，利用医学记录或人的其他信息的研究，利用保存的人的生物样本的研究，卫生系统的研究等。

**研究机构**：开展涉及人类研究参与者的研究的机构，包括医疗卫生机构和非医疗卫生机构，后者包括高等院校、科研院所和企业。

**伦理委员会**：伦理委员会也称伦理审查委员会，一个由生命科学、医学、药学及其他背景人员组成的委员会，其职责是通过对研究方案及其修正案、获取研究参与者知情同意的方法和书面文件等文件进行独立的审查、同意或提出建议，并对研究进行跟踪审查，以确认研究所涉及的人类研究参与者的权益和安全受到保护。

**伦理委员会办公室**：为伦理委员会提供审查事务服务的一个支持部门。

**主要研究者**：一位实施涉及人类研究参与者的研究并对研究质量和研究参与者权益和安全负责的研究现场的负责人，例如在研究现场由一组人员实施研究，主要研究者则为该组人员的负责人。

**研究者**：由主要研究者授权在研究现场执行研究相关程序和/或做出研究相关决定的人员，是主要研究者的项目组成员，例如研究医师、研究护士、研究助理等。

**伦理审查的类别**：伦理审查的类别可以分为初始审查和跟踪审查两类。跟踪审查包括修正案审查、定期审查、安全性审查、偏离方案审查、暂停或终止研究审查和研究完成审查。

**初始审查申请**：伦理审查的送审类别之一。涉及人类研究参与者的研究，主要研究者应当在研究开始前提交伦理审查，经审查同意后方可实施。初始审查申请是指研究首次向伦理委员会提交的伦理审查。

**初始审查**：伦理审查的类别之一，是指伦理委员会对初始审查申请所进行的审查。

**修正案审查申请**：伦理审查的送审类别之一。修正案分为两类情况：①为避免研究对研究参与者的紧急危害，主要研究者可在伦理委员会同意前修改研究方案，事后应当及时将修改研究方案的情况及原因报告伦理委员会。②研究过程中变更主要研究者，或对研究方案、知情同意书、招募广告以及提供给研究参与者的其他书面文件的修改，主要研究者应当向伦理委员会提交修正案审查申请，经审查同意后执行，除非研究方案的修改仅涉及研究管理或后勤方面，例如变更电话号码、变更通信地址。

**修正案审查**：伦理审查的类别之一，是指伦理委员会对修正案审查申请所进行的审查。

**研究进展报告**：伦理审查的送审类别之一。主要研究者应当按照伦理审查批件或意见所要求的定期审查频率，在截止日期前至少3周提交研究进展报告。如果伦理审查同意研究的有效期到期，可以通过研究进展报告申请延长有效期。

**定期审查**：伦理审查的类别之一，是指伦理委员会对研究进展报告所进行的审查。

**安全性报告**：伦理审查送审的类别之一。严重不良事件是指研究过程中发生的导致死亡或者健康状况严重恶化，包括致命的疾病或者伤害、身体结构或者身体功能的永久性缺陷、需要住院治疗或者延长住院时间、需要采取医疗措施以避免对身体结构或者身体功能造成永久性缺陷；导致胎儿窘迫、胎儿死亡或者先天性异常、先天缺损等不良医学事件。发生严重不良事件，主要研究者应当在获知后 24 小时内向伦理委员会报告。主要研究者也应当向伦理委员会报告其他潜在的严重安全性风险信息。

**安全性审查**：伦理审查的类别之一，是指伦理委员会对主要研究者提交安全性报告，包括严重不良事件报告和其他潜在的严重安全性风险信息报告，所进行的审查。

**偏离方案报告**：伦理审查的送审类别之一。偏离方案分为三类情况：①为避免研究对研究参与者的紧急危害，主要研究者和研究者可在伦理委员会同意前偏离研究方案，事后主要研究者应当及时向伦理委员会报告任何偏离已同意方案之处并作解释。②增加研究参与者风险、减少研究参与者获益或显著影响研究实施的偏离方案，主要研究者应当及时向伦理委员会报告。③其他的偏离方案，可以定期汇总向伦理委员会报告。

**偏离方案审查**：伦理审查的类别之一，是指伦理委员会对偏离方案报告所进行的审查。

**暂停或终止研究报告**：伦理审查的送审类别之一。主要研究者提出暂停或提前终止研究，应当及时向伦理委员会提交暂停或终止研究报告。

**暂停或终止研究审查**：伦理审查的类别之一，是指伦理委员会对暂停或终止研究报告所进行的审查。

**研究完成报告**：伦理审查的送审类别之一。（本研究机构）研究完成后，主要研究者应当向研究机构报告；向伦理委员会提交研究完成报告，以证明研究的完成。

**研究完成审查**：伦理审查的类别之一，是指伦理委员会对研究完成报告所进行的审查。

**复审申请**：伦理审查的送审类别之一。复审分为两类情况：①按伦理审查意见"必要的修改后同意"或"必要的修改后重审"，对方案进行修改后，应当提交复审，经伦理委员会审查同意后方可实施。②如果对伦理审查意见有不同的看法，可以通过复审申请的方式提出不同意见，请伦理委员会重新考虑决定。

**复审**：是指伦理委员会对复审申请所进行的审查。

**免除审查**：是伦理委员会的一种审查方式，目的是减少研究者不必要的负担和提高审查效率。研究是否符合免除审查的标准，主要研究者不能自行做出判断，应当向研究伦理委员会提交免除审查申请、研究方案等相关文件，由伦理委员会主任委员审查确定。伦理委员会主任委员审查确定研究是否符合免除审查的标准。发生实质性修改和可能改变免除审查决定的修改时，主要研究者应当提交修正案审查申请，但一般不实施定期审查和研究完成审查。对于不符合免除审查标准的研究，要求按简易审查或会议审查的初始审查申请送审相关文件。

**简易审查**：简易审查也称快速审查，也是伦理委员会的审查方式之一，以提高审查效率。有例行的简易审查和应急的简易审查。简易审查由 2 名主审委员进行审查。简易审查同意研究的标准与会议审查相同。简易审查的主审委员审查意见一致，均为"同意"，主任委员审核后可以签发"同意"的决定文件。简易审查"同意"的决定没有要求符合法定到会人数，也没有要求经过充分的讨论，因此，伦理委员会采用简易审查的方式必须符合规定的适用范围，并在流程上对简易审查的决定进行限定：①如果简易审查的意见有"必要的修改后重审"，"不同意"，"暂停或终止已批准的研究"，"提交会议审查"，或 2 名主审委员的审查意见不一致，该研究的审查方式转为会议审查。②简易审查做出"同意"决定的研究，应当在下次审查会议时报告。简易审查适用范围：研究参与者风险不大于最小风险，且不涉及弱势人群和隐私及敏感性问题的研究；已同意的方案的较小修改；没有研究参与者入组，或已完成或停止研究相关干预的研究。

**会议审查**：会议审查是伦理委员会的主要审查方式，有例行的会议审查和应急的会议审查。伦理委员会按照同意一项研究的标准进行会议审查。会议审查程序包括主审、预审和会审。会议审查的决定程序为：送审文件齐全；符合法定到会人数；主要研究者、独立顾问、与研究存在利益冲突的委员离场；有充分的时间按审查程序和审查要点进行审查；到会委员通过充分讨论，尽可能达成一致意见；以投票方式作出决定；以超过伦理委员会委员组成人数的半数票的意见作为审查决定。伦理审查的意见有同意，必要的修改后同意，必要的修改后重审，暂停或终止已批准的研究，不同意。

**实地访查**：伦理委员会对研究实施情况的监督检查方式之一。伦理委员会委员在审查研究时，或秘书在接待研究参与者抱怨时，发现需要进一步了解和核实情况，由伦理委员会办公室组织的实地访查活动。受委托的伦理审查，需要对委托伦理审查的研究机构的研究条件和有关研究参与者保护所需资源进行现场评估，需要访谈主要研究者和研究者以确认资格和能力。实地访查是从保护研究参与者角度检查研究的实施情况，以及对政策法规、研究方案、本伦理委员会要求的遵从性。

**研究参与者抱怨**：伦理委员会对研究实施情况的监督方式之一。研究参与者可以与主要研究者和研究者讨论他们所关注的问题，获取信息，提出诉求。除此之外，研究机构还应当为研究参与者建立一个可信任的渠道，使其可以向一个独立于主要研究者且知晓研究情况的部门提出诉求和意见。我国药物临床试验质量管理规范（GCP）规定，由伦理委员会承担这一职责，负责受理并协调处理研究参与者的相关诉求。如果研究参与者的抱怨属于可能对研究参与者安全或研究实施产生不利影响的非预期问题，应当安排在下次审查会议时报告。

**委托伦理审查**：拟开展涉及人类研究参与者的研究且未组建伦理委员会的研究机构，通过书面方式委托有能力的伦理委员会开展涉及人类研究参与者的研究的伦理审查。

文件编号：AF/58/1.0

# 参考文献

［1］中华人民共和国药品管理法，2019.

［2］国家卫生健康委、教育部、科技部、国家中医药局：涉及人的生命科学和医学研究伦理审查办法，2023.

［3］科技部、教育部、工业和信息化部、农业农村部、国家卫生健康委、中国科学院、中国社科院、中国工程院、中国科协、中央军委科技委：科技伦理审查办法（试行），2023.

［4］ICH Expert Working Group：ICH E6_R2_Step_4：Guideline for Good Clinical Practice，2016.

［5］AAHRPP（Association for the Accreditation of Human Research Protection Programs，Inc）：Evaluation Instrument for Accreditation，2018.

［6］Code of Federal Regulations Title21 Part 56，111 of the Food and Drug Administration.

［7］World Medical Association（WMA）：Declaration of Helsinki，Ethical Principles for Medical Research Involving Human Subjects，2013.

［8］Council for International Organizations of Medical Sciences（CIOMS）：International Ethical Guidelines for Biomedical Research Involving Human Subjects，2016.

［9］World Health Organization（WHO）：Operational Guidelines for Ethics Committees That Review Biomedical Research，2000.

［10］World Health Organization（WHO）：Standards and Operational Guidance for Ethics Review of Health-related Research with Human Participants，2011.